# Grundriss

der

# Pharmaceutischen Maassanalyse.

Mit Berücksichtigung

einiger handelschemischen und hygienischen Analysen.

Von

## Dr. Ewald Geissler,

Professor und Apotheker an der Thierärztlichen Hochschule in Dresden,
Redakteur der Pharmaceutischen Centralhalle.

Zweite verbesserte und vermehrte Auflage.

*Mit 37 in den Text gedruckten Holzschnitten.*

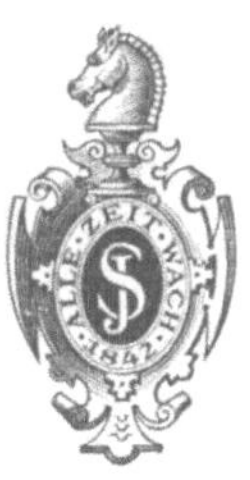

**Berlin.**
Verlag von Julius Springer.
1894.

ISBN-13:978-3-642-89739-9        e-ISBN-13:978-3-642-91596-3
DOI: 10.1007/978-3-642-91596-3

Softcover reprint of the hardcover 2nd edition 1984



Druck von Oscar Brandstetter in Leipzig.

# Vorrede zur ersten Auflage.

Die Hauptaufgabe des vorliegenden kleinen Werkes soll die sein, als Hülfsmittel bei der Ausführung der von der Pharmacopoea Germanica editio altera, vorgeschriebenen titrimetischen Prüfungen zu dienen, gleichzeitig aber an der Hand dieser Operationen solche Pharmaceuten, welche wenig oder gar nicht mit der Maassanalyse vertraut sind, in dieselbe einzuführen. Es sind deshalb die officinellen volumetrischen Bestimmungen nicht schematisch behandelt, sondern sie sind als wissenschaftliche Versuche aufgefasst und dem entsprechend beschrieben und gruppirt worden. Aus diesem Grunde ist auch der „Allgemeine Theil" verhältnissmässig ausführlich behandelt und mit Abbildungen reichlich versehen worden, und ferner der Darlegung der allgemeinen Regeln bei der Maassanalyse wie bei der quantitativen Analyse überhaupt besondere Sorgfalt zugewandt worden.

Soll das Werkchen für Unterrichtszwecke benutzt werden, so empfehle ich, dasselbe in der im Buche eingehaltenen Reihenfolge durchzunehmen, es wird dann vom leichteren zum schwereren fortgeschritten. Eine Uebersicht giebt das Inhaltsverzeichniss.

Soll dasselbe nur als Hülfsmittel bei Ausführung maassanalytischer Bestimmungen benützt werden, so ermöglicht das ausführliche Register schnelle Orientirung. Ich bemerke noch, dass die Beschreibung jeder Analyse nur auf Grund entsprechender, in meinem Laboratorium angestellter Versuche erfolgt ist.

Dresden, December 1883.

E. Geissler.

# Vorrede zur zweiten Auflage.

———

Der Neubearbeitung des kleinen Werkes, welches schon lange im Buchhandel vergriffen war, hat sich auf meine Bitte Herr Corps-Stabsapotheker Dr. A. Schneider unterzogen, da mir meine Berufsgeschäfte nicht die nöthige Zeit liessen, um die Bearbeitung selbst auszuführen. Dr. Schneider hat den speciellen Theil nach den Anforderungen des Arzneibuches für das deutsche Reich und dem zu diesem erschienenen Nachtrage umgearbeitet, und im Anhange die neu aufgenommenen bez. erweiterten Abschnitte über Seife, Fette, Alkaloide, Kjeldahl's Methode, Verbandstoffe u. A. m. verfasst, alle übrigen Artikel durchgesehen. Ich bin ihm für die aufgewandte Mühe und Sorgfalt dankbar und hoffe, dass diese zweite Auflage eine ebenso freundliche Aufnahme in den pharmaceutischen Laboratorien finden wird, wie ihre Vorgängerin.

Dresden, März 1894.

E. Geissler.

# Inhalts-Verzeichniss.

# Anhang.

Maassanalyse, Titriranalyse, volumetrische Analyse ist ein Theil der quantitativen Analyse und zwar behandelt sie die Lehre von den quantitativen Analysen, bei denen durch Abmessen festgestellt wird, welche Menge einer Lösung von bekanntem Gehalt an gewissen chemischen Stoffen erforderlich ist, um den zu bestimmenden Körper in eine neue Verbindung überzuführen.

Die Anwendung der Maassanalyse, deren Einführung und Ausbildung wir zum grossen Theile Friedrich Mohr verdanken, ermöglicht in sehr vielen Fällen, quantitative Bestimmungen chemischer Präparate schneller und selbst genauer auszuführen, als dies mit Hülfe der Gewichtsanalyse möglich ist.

Je nach der Art und Weise, in welcher die Umsetzungen vor sich gehen, unterscheidet man einzelne Gruppen von maassanalytischen Bestimmungen; diejenigen, welche von der Pharmakopöe verlangt werden, sind Sättigungsanalysen, Oxydations- und Reduktionsanalysen, und Fällungsanalysen. Es sind mit diesen drei alle grösseren Gruppen der Maassanalyse vertreten.

Die Genauigkeit der maassanalytischen Bestimmungen ist im Allgemeinen abhängig von genau justirten Maassgefässen und deren richtiger Handhabung, von sorgfältig eingestellten und kontrolirten Titerflüssigkeiten und von der Schärfe, mit welcher die sogenannte Endreaktion erkannt zu werden vermag; im Speciellen von der Art und Weise, in welcher der den einzelnen Methoden zu Grunde liegende Process verläuft, und der Beobachtung der Regeln, nach welchen derselbe durchgeführt werden muss. Demzufolge ist das zu besprechende Material zu scheiden in einen allgemeinen und in einen speciellen Theil.

# Allgemeiner Theil.

## Maassgefässe.

Die Maassgefässe sind Büretten, Pipetten, Maasskolben und Maasscylinder.

### Büretten.

Die Büretten scheiden sich nach der Art ihrer Konstruktion in zwei grosse Hauptklassen, in Ausfluss- und Ausgussbüretten. Von den letzteren giebt es eine Anzahl verschiedener Formen, während sich die Ausflussbüretten hauptsächlich nur durch die Art und Weise, in welcher der Verschluss derselben bewirkt wird, unterscheiden als Quetschhahn- und als Glashahnbüretten.

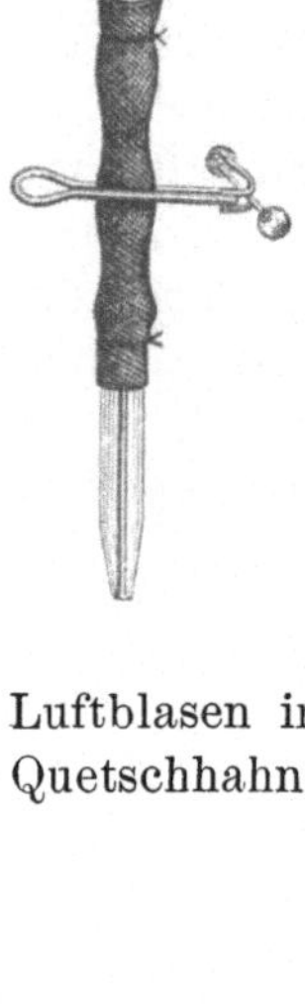

Bei den Quetschhahnbüretten wird der Verschluss durch ein Stückchen Kautschukschlauch bewirkt, welches über das untere, etwas angeschwellte Ende der Bürette gezogen und durch einen Quetschhahn zusammengepresst ist. (Fig. 1.)

Die kleine, in das andere Ende des Kautschukschlauches eingeschobene Glasröhre dient zur Regelung des Ausflusses.

Auf die Beschaffenheit des Quetschhahnes ist einige Aufmerksamkeit zu verwenden. Federt derselbe zu stark, so drückt er die Wände des Kautschukschlauches so sehr zusammen, dass sie aneinanderkleben und den Durchfluss der Flüssigkeiten nach dem Oeffnen des Hahnes nicht oder nur ruckweise gestatten, wodurch leicht Luftblasen in die Bürette gelangen, auch drückt ein solcher Quetschhahn den Kautschuk sehr bald entzwei, so dass derselbe oft erneuert werden muss.*) Federt der Quetschhahn aber nicht genug, so kann, auch wenn derselbe geschlossen ist, Flüssigkeit aus der Bürette austropfen. Es ist deshalb nothwendig, von Quetschhähnen einen kleinen Vorrath zu halten, um je nach Durchmesser und Wandstärke des benutzten

Fig. 2.            Fig. 3.            Fig. 4.

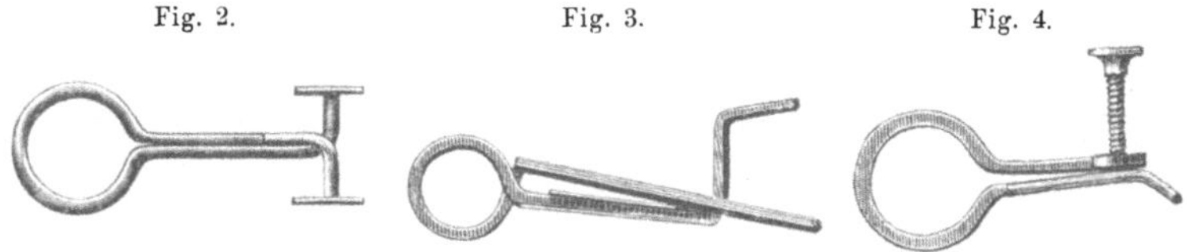

Kautschukschlauchs ein passendes Exemplar aussuchen zu können. Von den verschiedenen Formen der Quetschhähne, deren hauptsächlichste in Fig. 2, 3 und 4 abgebildet sind, ist nach meiner Ansicht Fig. 2, der zuerst von Mohr konstruirte Hahn, am empfehlenswerthesten, besonders wenn derselbe recht lange Schenkel hat, so dass er sich nicht schon bei leisem Drucke ganz öffnen kann. Fig. 3 federt leicht zu stark, drückt auch, wie schon aus der Abbildung zu entnehmen, den Kautschukschlauch etwas schräg zusammen. Fig. 4, durch eine Schraubvorrichtung verschliessbar, hat den Vortheil, dass man durch Einstellen der Schraube ein mehr oder weniger scharfes Zusammenpressen der Quetschhahnschenkel auch im Zustande der Ruhe beliebig bewirken kann, aber den Nachtheil sehr unbequemer Handhabung beim Titriren selbst; es ist kaum möglich, diesen Quetschhahn mit einer Hand sicher zu dirigiren.

Fig. 5.

Wird eine Quetschhahnbürette nicht öfter, alle paar Tage, gebraucht, so thut man am besten, dieselbe nach jedesmaliger Benutzung ganz zu entleeren und den Quetschhahn abzustreifen, die Bürette aber mit Wasser auszuspülen und verkehrt, d. h. mit der Ablaufspitze nach oben, aufzustellen oder aufzuhängen, damit sie für die nächste Benutzung trocken zur Hand ist.

---

*) Man kann dem letzteren Uebelstande in etwas dadurch begegnen, dass man um den Kautschukschlauch da, wo er vom Quetschhahn berührt wird, einen Streifen Papier legt.

1*

Statt durch einen Quetschhahn kann man den Kautschukschlauch, welcher Bürette und Ausflussspitze verbindet, auch
durch ein passendes Stückchen Glasstab verschliessen, Fig. 5.
Drückt man auf den Glasstab mit Daumen und Zeigefinger in
der in Fig. 6 dargestellten Weise, so bildet der Kautschuk-

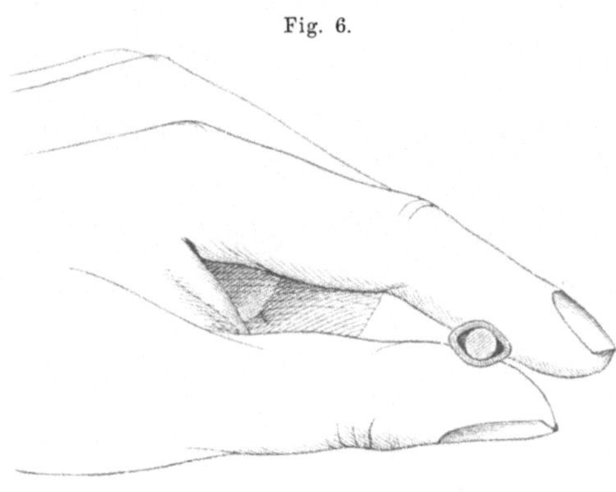

Fig. 6.

schlauch eine Falte,
und es kann Flüssig-
keit aus der Bürette
ausfliessen.  Dieser
Verschluss ist wohl
sehr einfach und bil-
lig herzustellen, um
jedoch bald grössere,
bald kleinere Tropfen
mittelst desselben aus
der Bürette heraus-
zulassen, ist eine
ziemliche Uebung er-
forderlich.  Auch muss man sich hüten, das Glasstäbchen während
des Auslassens von Flüssigkeit etwa nach oben oder unten zu

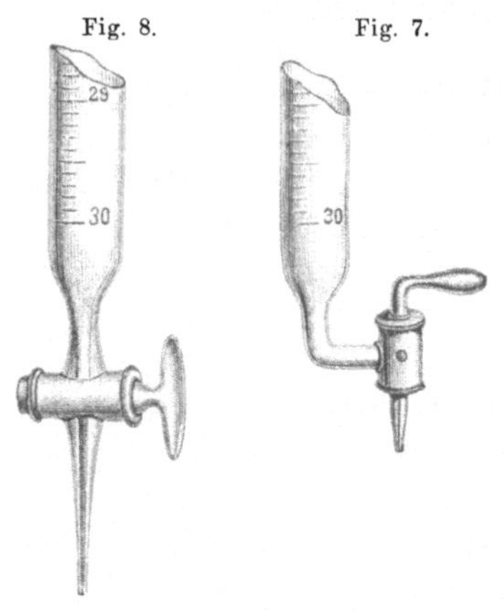

Fig. 8.            Fig. 7.

drücken, weil hierdurch natürlich
der Stand der Flüssigkeit in der
Bürette geändert würde.  Bei den
meisten Flüssigkeiten ist bei Verwendung eines genügend starken
Glasstäbchens diese Fehlerquelle
als ausgeschlossen zu betrachten,
nicht aber bei der Kali- oder
Natronlauge; bei diesen ist das
Glasstäbchen selbst bei vorsich-
tiger Hantirung so leicht ver-
schiebbar, dass man diesen Verschluss für Laugen nicht empfehlen kann.

Die Glashahnbüretten haben den Vortheil, dass man
sie zu jeglicher Flüssigkeit benützen kann, was bei den
Quetschhahnbüretten, des Kautschuks halber, nicht der Fall
ist, dagegen den Nachtheil, dass sie theurer und zerbrechlicher
sind als diese.  Die zweckmässigere Form ist die in Fig. 7

abgebildete, diese sogenannten Schwanenhalshähne schliessen sehr gut und sind genau zu handhaben, so dass man bei nur einiger Uebung bequem kleinere oder grössere Tropfen, oder einen ganzen Strahl abfliessen lassen kann. Alle übrigen

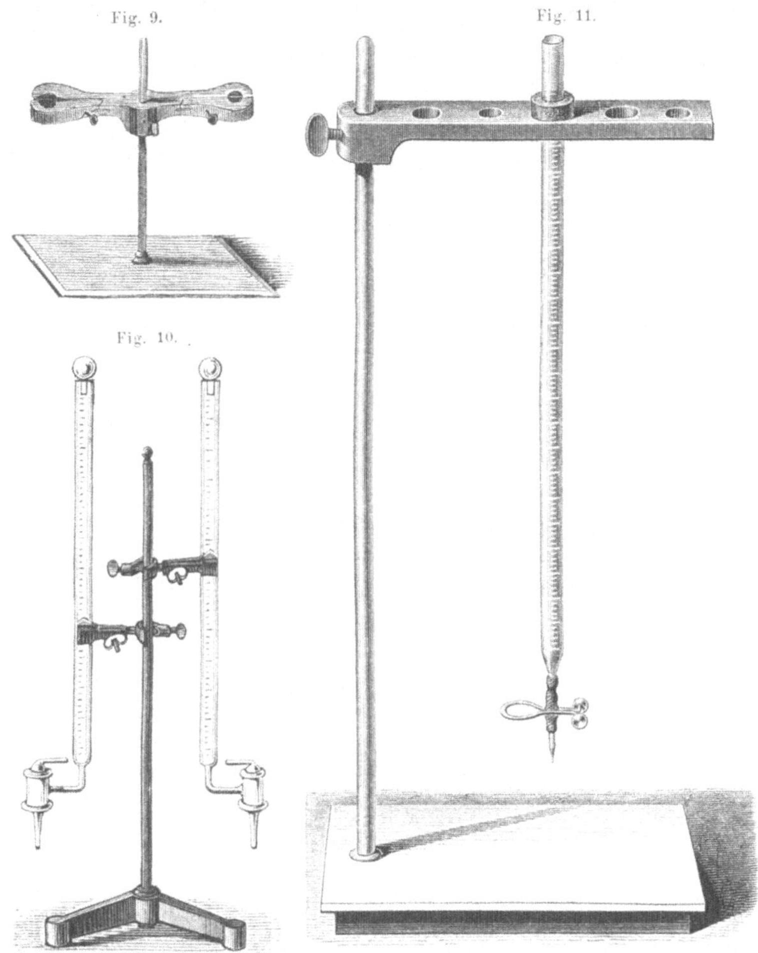


Formen der Glashähne stehen diesen Schwanenhälsen bedeutend nach, insbesondere die in Fig. 8 abgebildete. Bei diesem Glashahn muss man während des Titrirens immer auf der Hut sein, den Glaskern nicht aus Unvorsichtigkeit etwas herauszuziehen,

wodurch Tropfen an der Seite austreten, die der Analyse zum
Theil verloren gehen; trotz aller Vorsicht passirt dies nicht
eben selten.

Bei solchen Flüssigkeiten, welche Fett nicht angreifen, ist
es zweckmässig, behufs dichteren Verschlusses, die Kerne der
Glashähne mit etwas Talg zu bestreichen, bei denen, welche
Fett angreifen, muss der Kern des Glashahnes mit Paraffin-
salbe bestrichen werden; ganz besonders nöthig ist dieses bei
den Laugen, weil sonst der Fall leicht eintreten kann, dass
die Hähne eingekittet sind.

Zur Befestigung der Ausflussbüretten dienen entweder einfache hölzerne Stative, Fig. 9, oder elegante Bürettenhalter
aus Eisen und Messing, Fig. 10. Man kann die Büretten auch
aufhängen, wie in Fig. 11.

Die sogenannten Bürettenetageren, welche eine ganze Anzahl Büretten aufnehmen kön-
nen, möchte ich nicht em-
pfehlen, da bei Benützung
derselben nur zu leicht eine
Verwechselung der einzelnen
Büretten vorkommt.

Die Ausgussbüretten
haben mannigfache Vorzüge
vor den soeben besprochenen
Büretten: Sie können, weil
sie ganz aus Glas sind, zu
jeder Flüssigkeit benützt werden, ohne dabei so theuer
und zerbrechlich zu sein, wie
die Glashahnbüretten, man
gebraucht für dieselben kein
besonderes Gestell, weil sie

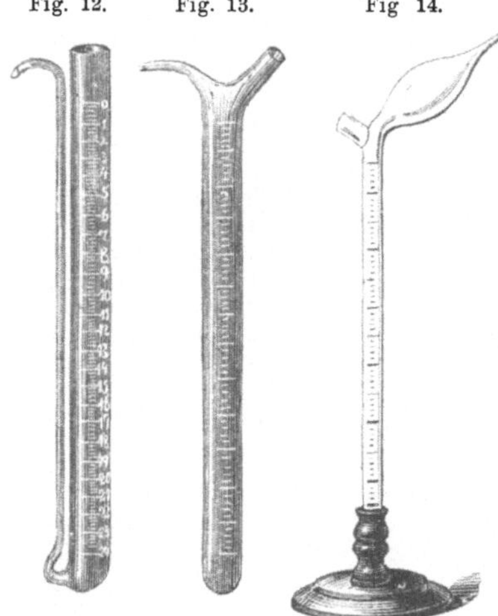



sich auf einem Holzfuss befinden, und sie sind, falls sie nur
gereinigt sind, jederzeit zum Gebrauch fertig, man braucht
sich nicht erst zu vergewissern, ob die Hähne schliessen; dieselben haben aber sämmtlich den Nachtheil, dass sich mit
ihnen weder so bequem, noch wohl auch so genau arbeiten
lässt, als mit den Ausflussbüretten.

Die Fig. 12, 13 und 14 zeigen einige der gebräuchlichsten

Ausgussbüretten; ein Holzfuss, wie er in Fig. 14 mit abgebildet ist, gehört zu allen solchen Büretten. Fig. 12 ist die ursprüngliche Gay-Lussac'sche Bürette, die erste Giessbürette, welche überhaupt konstruirt worden ist. Sie ist in mannigfachen Modifikationen zu haben, z. B. ist das dünnere Rohr, welches sich auf der Abbildung aussen an der Bürette befindet, in dieselbe hineingelegt worden, da es aussen sehr leicht abbricht.*) Ferner versieht man wohl diese Bürette auch mit einem Kork und einem durch denselben hindurchgehenden gebogenen Glasrohr, gleich dem Blaserohr einer Spritzflasche. Hierdurch wird dieselbe in eine Blasebürette umgewandelt, man kann dieselbe beim Arbeiten vor sich auf den Tisch stellen, das Glasrohr in den Mund nehmen und nun durch Blasen die Flüssigkeit austreten lassen, wobei man den Vortheil geniesst, beide Hände frei zu haben.

Fig. 13 ist die sogenannte englische oder Binks'sche Bürette, die weitere Oeffnung derselben dient zum Einfüllen der Flüssigkeit; während des Titrirens fasst man diese Bürette so an, dass man mit einem Finger, gewöhnlich dem Daumen, die weite Oeffnung mehr oder minder stark verschliessen und dadurch ein rascheres oder langsameres Austreten der Flüssigkeit bewirken kann.

Fig. 14 ist der vorhergehenden sehr ähnlich, die birnförmige Erweiterung der Ausgussspitze soll ein bequemes Abgeben einzelner Tropfen aus der Bürette ermöglichen, und ein zu heftiges Zurückstossen der Flüssigkeit, wenn man die Bürette nach dem Schräghalten wieder horizontal stellt, verhüten.

Der Fehler, den alle Giessbüretten haben, dass man nach Beendigung der Titrirung eine Zeit lang warten muss, ehe man den Stand ablesen kann, wohnt dieser Bürette in verstärktem Maasse bei. Hierauf soll noch specieller zurückgekommen werden.

---

*) Man kann diese Zerbrechlichkeit sehr vermindern, wenn man nahe dem oberen und dem unteren Ende (bei sehr langen Büretten auch noch in der Mitte) je ein kleines Stückchen einer entsprechend dicken Korkscheibe zwischen das weite und enge Rohr schiebt und an jeder solchen Stelle einen Kautschukring (von einem Kautschukschlauch abzuschneiden) über beide Röhren zieht oder, was weniger empfehlenswerth ist, einen Bindfaden darum legt.

Der Durchmesser aller Büretten muss im richtigen Verhältniss zu der Grösse derselben stehen. „Richtiges Verhältniss" ist freilich ein unbestimmter Ausdruck, bestimmte Zahlenangaben lassen sich aber nur schwer machen. Doch sollte die Länge des graduirten Theiles einer 10 ccm-Bürette nicht unter 20 cm betragen, die einer 25 ccm-Bürette nicht unter 30 cm, der Durchmesser ergiebt sich hiernach von selbst. Genaues Beurtheilen dieser Verhältnisse lernt man besonders durch die unten erwähnten Nachprüfungen.

Fig. 15.

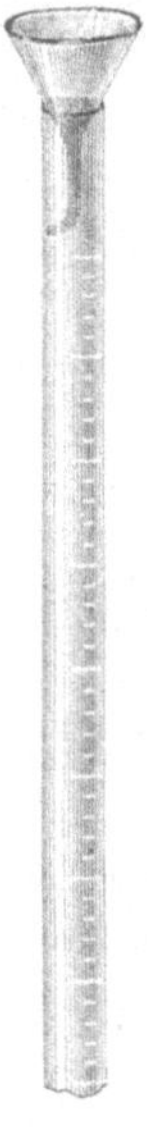

Zum Füllen der Büretten bedient man sich am besten eines Trichters mit etwas gebogenem Ausflussrohr, wie er in Fig. 15 abgebildet ist. Beim Eingiessen durch einen solchen Trichter fliesst die Flüssigkeit ruhig an den Bürettenwänden herab, es kann kein Spritzen und vor Allem auch keine Bildung von Luftblasen an der Flüssigkeitsoberfläche stattfinden, letztere Erscheinung verzögert das Ablesen des Flüssigkeitsstandes oft ausserordentlich, da man, so lange Luftblasen vorhanden sind, nicht ablesen darf.

Sind die Ausfluss-Büretten gefüllt, so ist vor dem Gebrauche derselben darauf zu achten, dass in der Ausflussspitze der Bürette, bei Quetschhahnbüretten auch im Kautschukschlauch, keine Luftblasen vorhanden sind, da die Analyse vollständig verloren ist, wenn man deren Gegenwart übersieht und dieselben erst im Laufe der Operation entfernt werden; ebenso darf kein Tropfen Flüssigkeit an der Spitze hängen, derselbe ist deshalb an der Wand eines Becherglases abzustreichen; ebenso nach Beendigung des Ausfliessens. Zur Entfernung von Blasen lässt man am besten die Flüssigkeit in ganzem Strahle ausströmen, bis etwa die Hälfte ausgeflossen, schliesst dann den Hahn langsam und lässt nun nochmals eine kleine Portion ausfliessen, sich dabei überzeugend, dass keine Blasen mehr mit ausgetrieben werden. Auch durch langsames Ausfliessenlassen eines kleinen Theiles der Flüssigkeit, während gleichzeitig die Ausflussspitze nach aufwärts gebogen wird, lassen sich die Luftblasen leicht entfernen.

Jetzt füllt man von Neuem bis etwas über den obersten Theilstrich der Bürette, dann nimmt man den Trichter von der Bürette (es passirt sehr leicht, wenn das Abnehmen vergessen wird, dass noch ein Tropfen nachrinnt, nachdem die Operation bereits begonnen hat), lässt langsam bis zum obersten Theilstrich (0) ablaufen, liest genau den Stand ab und notirt denselben. Ist etwas mehr abgeflossen, als dem obersten Strich entspricht, so füllt man, falls nicht besondere Gründe vorliegen, nicht wieder zu, sondern notirt den tieferen Stand. Stets aber stellt man auf die an der Bürette eingeätzten Theilstriche ein, nicht zwischen denselben, da man hier nur schätzen kann. Solche Schätzung kann nach Beendigung einer Titration nothwendig sein, aber bei Beginn derselben ist sie jedenfalls zu vermeiden. Bei den Ausgussbüretten hat man, bevor man den Stand in denselben abliest, darauf zu achten, dass sich keine Flüssigkeit mehr in der Ausgussspitze befindet und dass die Flüssigkeit von den oberen Wänden ordentlich zurückgelaufen ist.

Zum Ablesen des Flüssigkeitsstandes müssen die Büretten, wie bei der gleichen Operation alle Maassgefässe, ganz gerade aufgestellt sein, dies ist eine Hauptregel. Die Striche, welche die Eintheilung bezeichnen und eingeätzt sind, sind zwar bei einiger Uebung nicht schwer zu erkennen, doch kann man, um das Ablesen zu erleichtern, dieselben auch, da sie tief liegen, mit einer Farbe einreiben. „Eine kleine Menge Buchdruckerschwärze wird mit etwas Terpentinöl auf die Bürette aufgetragen, leicht mit etwas Leinen abgewischt und dann mit trockenem, gepulverten Kienruss abgerieben, bis das Glas rein erscheint" (Mohr). Bequemer ist es mit einem Blau- oder Rothstift, oder auch einem zum Signiren von Porzellanschalen und Glasgefässen dienenden blauen Fettstift über die Striche hin- und herzufahren, und dann die auf der Röhre sitzende überflüssige Farbe mit einem trockenen Tuche abzureiben.

'Der obere Theil der Flüssigkeitssäule bildet nun in den Büretten (wie auch in den übrigen Maassgefässen) keine Ebene, sondern ein konkave Fläche. Bei durchsichtigen Flüssigkeiten nimmt man gewöhnlich den unteren Rand der Wölbung als Grenze an und liest dementsprechend ab, bei undurchsichtigen Flüssigkeiten den oberen Rand. Es lässt sich hierfür keine bestimmte Regel geben, da der Eine so, der Andere so bequemer abliest, jedenfalls aber bemühe man sich, das eine Mal genau

wie das andere, den unteren (das üblichere) oder oberen Rand
der Flüssigkeitsschicht als Grenze annehmend, abzulesen, wobei das Auge stets in gleiche Höhe mit dem Flüssigkeitsrande
und möglichst nahe zu bringen ist. Insbesondere den letzteren
Forderungen wird nicht immer Genüge geleistet, da die Höhe
der Flüssigkeitsschicht in der Bürette im Laufe der Operation
wechselt, ihre Erfüllung ist aber eine unerlässliche Bedingung.

Ferner darf nicht einmal gegen hell und einmal gegen
dunkel abgelesen werden. Im Ganzen ist das Ablesen gegen
hell vorzuziehen, da hierbei der Flüssigkeitsrand viel schärfer
hervortritt. Es geht dies schon aus den Abbildungen hervor
(**Fig. 16 und 17**).

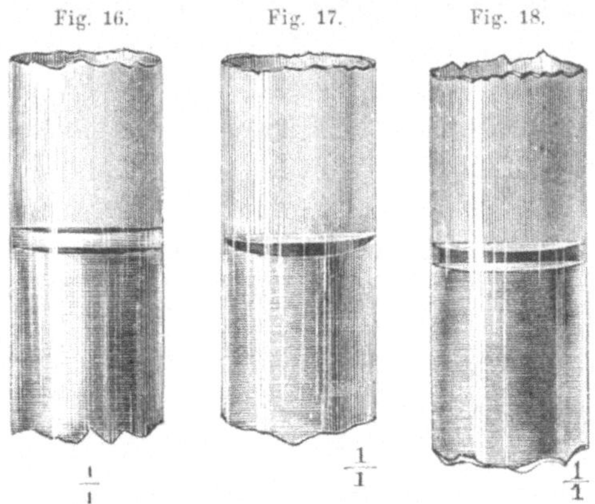

Fig. 16. Fig. 17. Fig. 18.

Kann man die Bürette
nicht gegen eine helle
Wand kehren, so hält
man ein Blatt Papier
hinter dieselbe, die
Flüssigkeit ist hier-
bei eher noch schärfer
zu erkennen (Fig. 18).
Noch schärferes Ab-
lesen endlich wird er-
möglicht, wenn man
als Hintergrund ein
Stück zur Hälfte
weisses, zur Hälfte schwarzes Papier wählt. „Klebt man ein
Stück schwarzes Glanzpapier auf ein anderes Stück recht weisses
Zeichenpapier und führt die Berührungsgrenze von Schwarz
und Weiss, das Schwarze unten, bis gegen 2 oder 3 mm Entfernung von dem untersten Punkte der Oberfläche hinter die
Bürette, so spiegelt sich diese Oberfläche kohlschwarz gegen
den weissen Hintergrund, und man hat das schärfste Ablesen“
(Mohr), Fig. 19. Macht man zwei scharfe Schnitte in solches
Papier, so kann man dasselbe über die Bürette streifen und
nach Bedürfniss höher oder tiefer schieben. Um das Ablesen
zu erleichtern, kann in die Bürette auch ein Schwimmer gebracht werden, die Konstruction desselben geht aus der Abbildung, Fig. 20, genügend hervor. Man liest an der ring-
förmigen Marke des Schwimmers ab, die überstehende Flüssig

keit beachtet man nicht. Diese Schwimmer haben manche Vorzüge, besonders bei sehr weiten Büretten, aber auch viele Nachtheile, sie sind jetzt wenig mehr im Gebrauch.

Das Ablassen der Flüssigkeit zum Titriren aus der Bürette darf nicht zu schnell geschehen, damit die Flüssigkeit stets vollständig nachläuft. Bisweilen fliesst die Flüssigkeit nicht gleichmässig ab, sondern es bleiben kleine Tropfen an den Wandungen hängen, ein Uebelstand, der oft schwer abzustellen ist, der aber genaues Arbeiten unmöglich macht. Am besten schüttelt man eine solche Bürette mit dünner Soda-

Fig. 19.        Fig. 20.

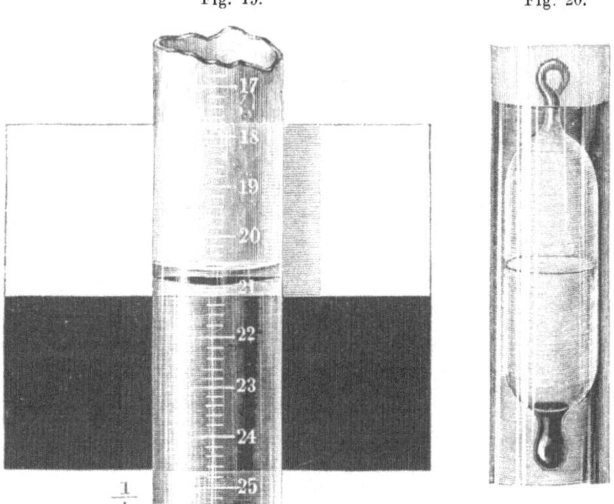

lösung oder mit Kaliumpermanganatlösung und Schwefelsäure kräftig aus und spült dann mit Wasser und zuletzt mit Alkohol nach. Man kann dieselbe auch mit reinem Fliesspapier trocken reiben, doch bleiben leicht kleine Fäserchen zurück. Man befestigt das Fliesspapier an einem Draht, oder man nimmt einen dünnen Holzstab, in dessen unteres Ende etwa auf eine Strecke von 5 ccm mehrere Reihen kleiner Drahtstifte eingeschlagen sind, deren Köpfe ungefähr 1 mm vorstehen, und umwickelt dieses Ende straff mit einem Streifen Fliesspapier. Dieser Papierwischer muss so dick sein, dass er die Bürette gut ausfüllt, aber sich doch noch mit einiger Leichtigkeit in der Bürette hin und her bewegen lässt.

Der Verschluss der oberen Oeffnung der Büretten wird am besten mit Korken, in welche seitlich eine Rinne geschnitten ist, bewirkt. Solche Korke lassen so viel Luft eintreten, dass sie auch während des Abfliessenlassens auf den Büretten bleiben können. Oder man benutzt zerbrochene Probirgläser, deren Bodenstück 2—3 cm lang erhalten ist und deren scharfe Ränder man abschmilzt, um dieselben über die Büretten zu decken.

## Nachprüfung der Maassgefässe.

Bei sämmtlichen Maassgefässen hat man sich, da dieselben in der Mehrzahl der Fälle ja fertig bezogen werden, von ihrer genauen Kalibrirung zu überzeugen. Es ist dies, da die Maassgefässe fabrikmässig hergestellt werden, an und für sich eine unerlässliche Forderung.*) Eine solche Nachprüfung aber hat noch den weiteren und nicht hoch genug zu veranschlagenden Vortheil, dass man durch dieselbe lernt, wie man mit den Maassgefässen umzugehen hat, welcher Werth z. B. auf genaues Ablesen zu legen ist, in welcher Zeit man ausfliessen lassen muss, da man jede Operation, jede Ablesung sofort mit der Waage kontrolirt. Die Büretten füllt man zu diesem Behufe mit destillirtem Wasser, welches man möglichst an-

---

*) Seit kurzer Zeit werden chemische Messgeräthe aller Art auch von der Normal-Aichungs-Kommission in Berlin geaicht. Die darüber gegebenen Vorschriften (Reichsgesetzblatt No. 30, 1893) bestimmen, wo sich die Strichmarken befinden müssen, in welchen Grenzen die Länge des Ansaugrohres, sowie des Ablaufrohres bei Pipetten sich bewegen darf, welche Eintheilungen zulässig, und welche Abweichungen vom Sollinhalt gestattet sind u. s. w. u. s. w.

An Gebühren werden erhoben:
   a) bei der Aichung
      für Messgeräthe ohne Eintheilung . . . . 30 Pfg.
      „      „    mit Eintheilung . . . . 80 „
   b) bei blosser Prüfung
      für jede vollständige Maassgrösse oder
      jede geprüfte Stelle . . . . . . . . . . . 10 „

Sind bei der Aichung an einem mit Eintheilung versehenen Messgeräthe ausser dem Gesammtinhalt mehr als fünf Stellen geprüft, so wird für jede Stelle mehr ein Zuschlag nach dem Satze unter b berechnet.

nähernd auf 17,5 $^0$ C. gebracht hat, lässt dasselbe in Mengen von 1 oder 2 ccm in ein genau tarirtes Gefäss fliessen und wiegt jedesmal. Jeder Kubikcentimeter soll 1 g wiegen (die Differenz, welche dadurch hervorgebracht wird, dass 1 g = 1 ccm von 4 $^0$ ist, während man mit Wasser von 17,5 $^0$ arbeitet, ist für praktische Zwecke unwesentlich, sie beträgt für 100 ccm 0,126 g, meistens wird auch auf diesen Umstand bei der Kalibrirung bereits Rücksicht genommen). Stellen sich bei dieser Prüfung Abweichungen heraus, so muss man die Grösse derselben notiren und eine Korrektionstabelle für die betreffende Bürette anlegen, wenn man dieselbe in Benutzung behalten will. Die stete Berücksichtigung einer solchen Korrektionstabelle ist freilich in der Praxis recht umständlich, und es ist jedenfalls bequemer, eine derartige Bürette ganz zurückzustellen. Nicht selten kommt es vor, dass der Gesammtinhalt einer Bürette (natürlich nur soweit dieselbe graduirt ist) das richtige Gewicht zeigt, dass aber die einzelnen Kubikcentimeter nicht stimmen. Es ist dies leicht erklärlich, wenn man die Herstellung der Büretten in's Auge fasst: Die cylindrische Glasröhre, welche in eine Bürette verwandelt werden soll, wird bis zu einem beliebigen Punkte mit Flüssigkeit gefüllt, dieser Punkt wird durch eine Marke bezeichnet und hierauf so viel Flüssigkeit auslaufen gelassen, als der graduirte Theil der Bürette fassen soll, der so erreichte Punkt wird wieder mit einer Marke bezeichnet. Der Raum zwischen beiden Marken wird gemessen und durch ein entsprechendes Instrument in gleiche Theile getheilt; bei 20 ccm in $^1/_{10}$ getheilt, also z. B. in 200 Theile. Ist nun das zur Bürette benutzte Glasrohr nicht vollkommen cylindrisch, so ergeben sich für den Inhalt der einzelnen Theilstriche kleinere oder grössere Abweichungen.

## Pipetten.

Auch von den Pipetten giebt es verschiedene Arten: Vollpipetten und Mess- oder graduirte Pipetten. Die letzteren sind den gewöhnlichen, mit Quetschhahn zu armirenden Büretten sehr ähnlich, sie unterscheiden sich von denselben nur dadurch, dass ihre beiden Enden spitz ausgezogen sind.

Die Vollpipetten fassen nur ein bestimmtes Maass, 1, 10, 15, 20 ccm etc., sie haben je nach ihrer Grösse verschiedene Formen. Die gebräuchlicheren derselben sind in Fig. 21,

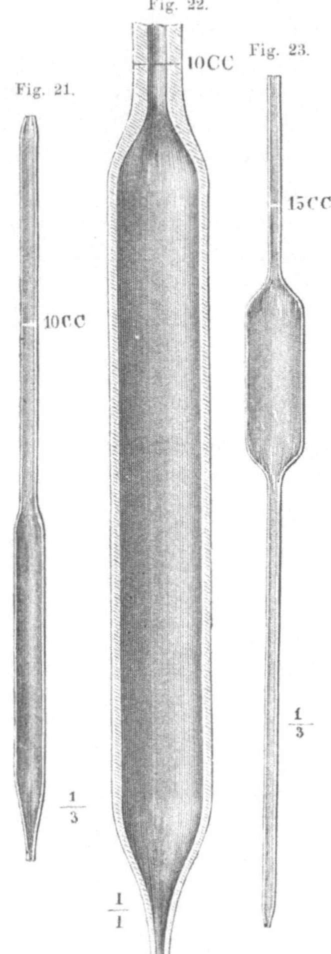

22 und 23 abgebildet. Fig. 21 und 22 zeigen eine Vollpipette, welche 10 ccm fasst; Fig. 21 die ganze Pipette in $^1/_3$ der gewöhnlichen Grösse, Fig. 22 den zwischen Marke und Ausflussspitze liegenden Theil der Pipette in ganzer Grösse. Fig. 23 zeigt eine Vollpipette von 15 ccm in $^1/_3$ der gewöhnlichen Grösse.

Die Form, welche die 10 ccm-Pipette hat, ist diejenige, welche für kleinere Pipetten zu empfehlen ist, da bei solchen der Glaskörper noch einen verhältnissmässigen geringen Umfang hat und die Pipette deshalb leicht in jede nicht zu enge Flasche zum Aufsaugen von Flüssigkeit eingeführt werden kann. Für grössere Pipetten ist dagegen die Form Fig. 23 zu empfehlen und ist besonders darauf zu achten, dass die Eintauchspitze (der untere Theil der Pipette) nicht zu kurz ist, da es mannigfache Nachtheile mit sich bringt, wenn man aus halbgefüllten Flaschen und dergl. nicht direkt mit der Pipette entnehmen kann, sondern erst in ein weiteres Gefäss umgiessen muss.

In geeigneten Fällen, beim Abpipettiren aus grossen Flaschen mit wenig Flüssigkeit, kann man den oberen Theil der Pipette dadurch verlängern, dass man ein Stückchen Gummischlauch über denselben zieht. Es ist dies auch, so lange man nicht grosse Uebung hat, zu empfehlen beim Abpipettiren giftiger

oder ekelhafter Flüssigkeiten, um dieselben nicht unversehends
in den Mund zu bekommen, und bei solchen Pipetten, welche
die Marke sehr hoch oben haben. Solche unpraktische Pipetten,
welche die Marke sehr hoch oben haben, dass man sie, beim
Aufsaugen der Flüssigkeit mit dem Munde, nur schwierig
sehen kann, kaufe man gar nicht.

Die Pipetten bewahrt man am besten in Pipettenetageren
auf, doch kann man auch Gestelle, wie die in Fig. 9 und 11
abgebildeten, hierzu benützen.

Die Messpipetten sind cylindrische, graduirte Röhren,
wie die Büretten, am unteren Ende in eine längere, am oberen
Ende in eine stumpfere Spitze ausgezogen. Zum raschen Abmessen von Flüssigkeitsmengen, für welche man keine Vollpipetten hat, 6, 7 ccm, sind sie sehr bequem. Man gebraucht
keine grösseren, als höchstens zu 20 ccm; die noch grössere
Mengen fassenden sind zu stark, lassen sich schlecht handhaben und gestatten kein genaues Ablesen mehr.

Mit Pipetten, welche oben eine enge Oeffnung haben,
arbeitet es sich leichter, als mit solchen, bei denen dieselbe
weit ist. Auf letztere muss man, um sie zu verschliessen, weit
stärker drücken, als auf erstere, was das Einstellen erschwert,
weil man die Abminderung des Druckes nicht so fein kontroliren kann. Man kann solche Pipetten, welche leider recht
häufig sind, durch vorsichtiges Umschmelzen des Randes hand-
licher und brauchbarer machen, doch muss man darauf achten,
dass der Rand ringsum gleichmässig nach innen einfällt, sonst
wird das Uebel schlimmer statt besser.

Die Vollpipetten ermöglichen, da sie nach oben in eine
enge Röhre auslaufen, ein ausserordentlich genaues Ablesen.
Man saugt die Pipette bis etwas über die Marke voll und bringt
dann rasch den Zeigefinger der rechten Hand auf die obere
Oeffnung, die Pipette gleichzeitig mit Daumen und Mittelfinger
haltend. Die Spitze des Fingers, welche auf die Spitze der
Pipette aufgelegt wird, muss einen gewissen Feuchtigkeitsgrad
haben. Ist sie ganz trocken, so schliesst sie nur bei sehr
starkem und anstrengendem Druck, ist sie sichtbar nass, so
schliesst sie bei der leisesten Berührung luftdicht und lässt
ohne vollkommenes Lüften keine Luft ein, in welch letzterem
Falle die Flüssigkeit dann stossweise und in vollkommenem

Strahle ausläuft. Am besten streicht man die Fingerspitze über die feuchte Lippe und reibt sie einmal gegen den Daumen. Es bleibt alsdann gerade Feuchtigkeit genug zurück, um mit leichtem Drucke nach Willkür Flüssigkeit tropfenweise ausrinnen zu lassen (Mohr). Das Einstellen der Flüssigkeit in den Pipetten macht in der ersten Zeit einige Schwierigkeiten, ist aber bei einiger Geduld sehr leicht zu lernen.

Die Nachprüfung der Vollpipetten ist ebenso nöthig, wie die der Büretten, um so mehr, als dieselben nach etwas verschiedenen Grundsätzen geaicht worden sein können. Man hat bei der Nachprüfung nämlich gleichzeitig zu erproben, ob die Pipetten auf freies Auslaufen oder auf Auslaufen mit Abstrich oder endlich auf Ausblasen geaicht sind, da dieselben auch dementsprechend benützt werden müssen. Beim freien Auslaufen lässt man die Flüssigkeit aus der Pipette ruhig ablaufen und lässt den letzten Tropfen in derselben hängen, Fig. 24, beim Auslaufen mit Abstrich hält man die Pipette an die Gefässwand und streicht den letzten Tropfen an derselben ab, Fig. 25, beim Ausblasen bläst man die Reste der Flüssigkeit aus.

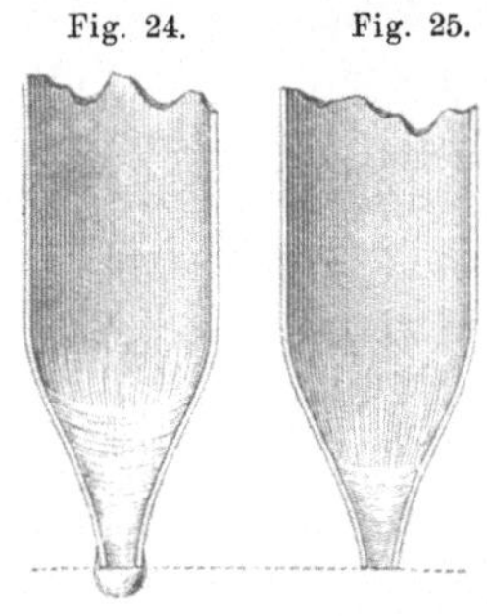

Fig. 24.     Fig. 25.

Niemals ist eine Pipette, noch irgend ein Maassgefäss so geaicht, dass die letzten Reste von Flüssigkeit durch Nachspülen mit Wasser aus denselben der Analyse zugefügt werden dürften.

Zu der Prüfung lässt man den Inhalt der mit destillirtem Wasser gefüllten Vollpipetten entweder in ein tarirtes Becherglas laufen und kontrolirt mit der Waage oder man lässt in eine bereits geprüfte Bürette einfliessen. Im letzteren Falle kann man auch dünne Sodalösung statt Wasser anwenden, weil diese schöner abfliesst. Man darf aber nicht eine trockene Bürette hierzu verwenden, sondern man muss die Bürette mit derselben Lösung füllen, wie die Pipette, bis zur untersten Marke lege artis abfliessen lassen und nun aus der Pipette die Flüssigkeit wieder zugeben. Die Bürette ist ja gleichfalls auf Abfliessen oder Abgiessen geaicht; die an den Wänden hängenden Spuren sind nicht mit in Rechnung gezogen, und diese Verhältnisse muss man bei Prüfung der Pipetten wieder herstellen. Ergab sich, dass die Pipette selbst bei Anwendung des Ausblasens das erforderliche Quantum nicht fasst, so kann man, falls es möglich ist, die Marke etwas höher am oberen Ende der Pipette anzubringen, versuchen, dieselbe zu korrigiren. Huppert (Analyse des Harns) schlägt vor, dies in folgender Weise zu bewerkstelligen: „Man klebt längs des oberen Rohres einen Streifen dünnen Papiers auf und macht auf diesen eine Reihe feiner Bleistiftstriche nahe neben einander, welche alle dem Kreisstrich auf der Pipette parallel laufen. Man füllt dann die Pipette, wenn sie zu klein ist, bis zu einem Bleistiftstrich über der ursprünglichen Marke, wiegt oder misst das Volumen Flüssigkeit, welches sie bis zu dem Strich fasst und fährt in den Versuchen fort, bis man denjenigen Bleistiftstrich ausgefunden hat, welcher der richtigen Marke entspricht. An dieser Stelle versieht man die Pipette mit einer neuen bleibenden Marke."

Wenn möglich, wähle man übrigens Pipetten, welche auf Abstrich geaicht sind, man kann mit diesen weit rascher arbeiten, da das Ausfliessenlassen aus solchen Pipetten, indem man die Spitze derselben in die bereits abgelaufene Flüssigkeit taucht oder dieselbe gegen die feuchte Wand eines Becherglases hält, weit rascher geht, als aus den Büretten, welche auf freies Auslaufen geaicht sind, Fig. 25. Beim Ausblasen endlich bleibt man nur zu oft ungewiss, ob man auch die letzten Antheile der Flüssigkeit sämmtlich erhalten hat.

Die Nachprüfung der Maasspipetten geschieht entweder genau wie die der Büretten mit der Waage, oder ähnlich der der Vollpipetten durch Ausfliessenlassen in entsprechend vorbereitete Büretten.

## Maasskolben und Maasscylinder.

Weitere Maassgefässe sind Maasskolben und Maasscylinder.

Die ersteren haben die Form gewöhnlicher Kolben, nur mit längerem Halse, an dem eine Marke anzeigt, wie viel der betreffende Kolben fasst. Man muss darauf achten, dass diese Marke nicht tief unten im Halse des Kolbens, da wo derselbe sich flaschenförmig zu erweitern beginnt, liegt, weil dann das Auffüllen zum bestimmten Volum schwieriger ist, als wenn die Marke höher im Halse angebracht ist. Auch darauf ist zu achten, dass der Hals möglichst gleichmässig cylindrisch hergestellt und etwas lang ist, wie in der Abbildung, Fig. 26.

Die gewöhnlichen Grössen der Maasskolben sind 100, 200, 250, 500 und 1000 ccm. Die mit Glasstopfen versehenen Maasskolben haben vor denen ohne Verschluss (setzt man Korke auf, so sprengt man den dünnwandigen Hals leicht entzwei) in vielen Stücken Vorzüge.

Die Maasscylinder werden am wenigsten gebraucht. Obgleich dieselben in allen Grössen, bis zu 1000 ccm, hergestellt werden, so wird man doch solche, welche mehr als 200—250 ccm fassen, kaum benöthigen. Die Form und Eintheilung derselben geht aus der Abbildung, Fig. 27, genügend hervor. Man wähle lieber etwas hohe und enge Cylinder, als kurze, flaschenartige, an welchen die Ablesungen der Natur der Sache nach ungenau ausfallen müssen.

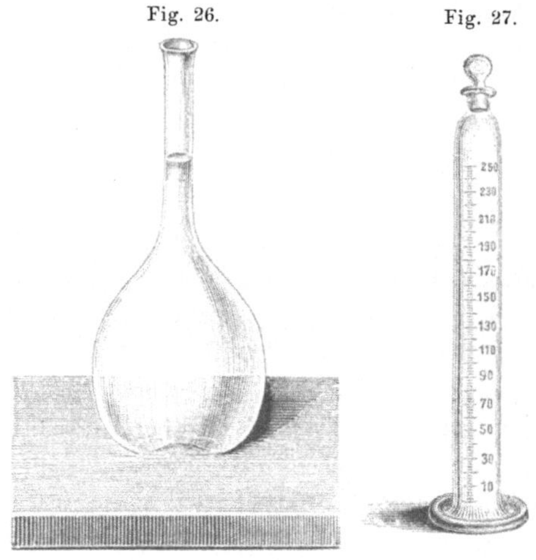

Fig. 26.      Fig. 27.

Die Maasskolben wie die Maasscylinder können entweder auf Ausgiessen oder auf Eingiessen geaicht sein. Im ersteren Falle sind sie genau wie Büretten und Pipetten zu prüfen, indem man sie bis zur Marke mit destillirtem Wasser füllt, dasselbe dann ausgiesst und wiegt. Im letzteren Falle bringt man sie leer und trocken auf die Waage, tarirt, füllt bis zur Marke mit destillirtem Wasser und wiegt wieder.

Man kann nicht Gefässe, die auf Eingiessen geaicht sind, benutzen, um eine bestimmte Quantität Flüssigkeit durch Ausgiessen abzumessen, man würde zu wenig erhalten. Von den Maasskolben sind gewöhnlich nur die zu 100 ccm auf

Ausgiessen geaicht, alle grösseren dagegen auf Eingiessen. Ebenso auf letzteres die Maasscylinder. Es entspricht dieser Modus auch durchaus der Art und Weise, in welcher diese Gefässe benutzt werden. Die kleineren Maasskolben benutzt man noch zum Abmessen und Ausgiessen von Flüssigkeiten, die grösseren aber um koncentrirte Lösungen oder Flüssigkeiten auf ein bestimmtes Volumen zu bringen. Ebenso benutzt man auch die Maasscylinder weit öfter zum Mischen als zum Abmessen, da für letzteren Zweck andere Gefässe, an welchen sich genauer ablesen lässt, vorhanden sind. Bei diesen Cylindern ist übrigens eine Nachprüfung am allernothwendigsten. Dieselbe kann mittelst Bürette oder Pipette sehr einfach erfolgen. Stimmt die Kalibrirung nicht, was nicht selten der Fall sein wird, da so weite Röhren noch schwieriger cylindrisch zu erhalten sind, als die der Büretten, so können auf einen der Skala entlang geklebten Streifen Papier die entsprechenden Korrekturen angebracht werden. Bei genauen Analysen vermeide man den Gebrauch der Maasscylinder thunlichst, da ganz genaues Ablesen an den weiten Röhren derselben nicht möglich ist.

---

Wer auf die richtige Form und Eintheilung seiner Maassgefässe genau achtet, wird auch die Freude haben, richtige und gut stimmende Analysen mit denselben ausführen zu können. Wer jedoch diese kleinen Arbeiten, welche nur im Anfang etwas Mühe machen, unterlässt, wird später, abgesehen von sonstigen Verdriesslichkeiten, bei schlechten Analysenresultaten weit mehr Zeit aufwenden müssen, als wenn er gleich mit der gehörigen Sorgfalt vorgegangen wäre. Büretten, Pipetten, Maasskolben müssen in Bezug auf ihren Inhalt unter sich ebenso genau übereinstimmen, wie in einem Satz Gewichte diese untereinander übereinstimmen müssen. Fasst ein 500 ccm-Kolben, in dem man sich eine Lösung bereitet hat, von welcher je 50 ccm zur Analyse entnommen werden, nicht wirklich 10 mal den Inhalt der 50 ccm-Bürette (wenn man selbe in den leeren Kolben ausfliessen lässt), so wird die Analyse ebenso wenig stimmen können, als wenn im Gewichtssatz eine Anzahl kleiner Gewichte zusammen nicht ebenso viel wiegen, als das diesem Gesammtgewicht entsprechende grössere Gewicht.

Weil der Anfänger besonders gern geneigt ist, diesen anscheinenden Kleinigkeiten keinen grossen Werth beizulegen, so erschien es nothwendig, die Wichtigkeit derselben ganz besonders hervorzuheben.

Aus demselben Grunde ist es geboten, hier noch einen Abschnitt folgen zu lassen über die für die Maassanalyse erforderliche

## Waage und den Gebrauch derselben.

Die Nachprüfung der Maassgefässe geschieht, wie in dem Vorstehenden oft erwähnt worden ist, mittelst der Waage. Zum Abwiegen der Substanzen, welche zur Herstellung oder zur Vorprüfung der weiter unten zu besprechenden Normallösungen dienen, bedarf man gleichfalls der Waage wie der Gewichte. Die Wichtigkeit genauer Wägungen ist darnach ohne Weiteres ersichtlich. Genaue Wägungen sind aber nur mit einer empfindlichen Waage und mit genauen Gewichten auszuführen. An einem Satze analytischer Gewichte, aus zuverlässiger Quelle bezogen, sind selten Ausstellungen zu machen, es sollen diese deshalb nicht weiter erwähnt werden.

Eine genaue Wägung ist nun aber nicht nur abhängig von richtigen Gewichten und der Empfindlichkeit der benutzten Waage, sondern auch, und vor Allem, von der Menge der abzuwägenden Substanz, welche zu der Empfindlichkeit der Waage im Verhältniss stehen muss, für viele Fälle auch, dass die Wägung mit einer gewissen Schnelligkeit beendigt werden kann.

Einen Wägefehler macht man mit jeder Waage, auch mit der allerbesten, welchen Einfluss derselbe aber auf das Resultat der Analyse hat, das hängt von der Menge der abgewogenen Substanz ab. Der Fehler wird im Allgemeinen um so bedeutender, je weniger Substanz abgewogen wurde. Auf einer Waage, auf welcher bis auf 1 mg genau gewogen werden kann, beträgt der Fehler, welcher beim Abwiegen von 1 g Substanz gemacht werden wird, $0,1^0/_0$, beim Abwiegen von 0,1 g aber beträgt derselbe $1,0^0/_0$. Je mehr Substanz man abwiegen kann, um so weniger empfindlich braucht die Waage zu sein, ohne dass man deshalb einen erheblichen Fehler macht.

Weniger als 1 g abzuwiegen, ist bei der Prüfung der Maassgefässe, wie bei der Einstellung der Maassflüssigkeiten sehr selten erforderlich; man wird also mit einer Waage von 1 mg Empfindlichkeit recht gut auskommen. (Wiegt man aus einer in $^1/_{10}$ getheilten Bürette die einzelnen $^1/_{10}$ ccm aus, so macht man beim Ablesen einen grösseren Fehler als den, der 1 mg auf der Waage entspricht, denn $^1/_{100}$ ccm kann man nicht mehr abschätzen.) Es wird auch genügen, wenn eine solche Waage 50 g Tragfähigkeit besitzt. Man kontrolirt mit Hülfe derselben die Büretten und mit Hülfe der letzteren die Pipetten und die übrigen Gefässe. Hat man mehr als 50 g auf einmal abzuwiegen, so fällt selbst der Fehler einer Waage, welche erst für 10 mg empfindlich ist, nicht mehr sehr in's Gewicht; er beträgt auf einer solchen für 50 g 0,02$^0/_0$. Man kann sonach mit einer Mohr'schen Waage mit Schalenvorrichtungen und mit guten Präcisionswaagen, wie sie wohl in allen Apotheken vorhanden sind, geeignete Benutzung vorausgesetzt, vollkommen auskommen. Das Wiegen auf einer mit Schalen versehenen Mohr'schen Waage geht aber sehr langsam und muss, weil dieselbe nicht in einem Glaskasten steht, mit äusserster Vorsicht geschehen, da man leicht durch den Hauch die Schalen in Bewegung setzt. Man kann die Waage nicht fertig stehen lassen des Staubes halber, sondern muss jedesmal wieder aufbauen, dadurch aber leidet die Befestigung, die Schraube wird wackelig u. s. f., kurz, man hat bei öfteren Wägungen nicht sehr viel Freude an denselben.

Die Anwendung einer analytischen Waage ist weit bequemer und ermöglicht weit rascheres Arbeiten. Bei Anschaffung einer analytischen Waage eine solche zu wählen, welche noch $^1/_{10}$ mg angiebt, ist für den, der nicht rein wissenschaftliche Untersuchungen ausführt, durchaus unnöthig. Weit mehr ist darauf zu sehen, dass die Waage möglichst schnell schwingt, denn bei den langsam schwingenden Waagen entstehen durch Wasserverlust oder Wasseranziehung der zu wiegenden Substanz leicht so grosse Differenzen, dass die Empfindlichkeit der Waage dagegen nicht mehr in Betracht kommt. Eine Waage mit 200 g Tragfähigkeit, welche 1 mg leicht und sicher erkennen, $^1/_2$ mg schätzen lässt, und nach den neueren Konstruktionen hergestellt, schnelles und sicheres

Wägen gestattet, ermöglicht die Ausführung fast aller chemischen Untersuchungen, jedenfalls aller derjenigen, welche in der Apotheke vorkommen. Eine Tragfähigkeit von 200 g ist nicht selten nöthig (Kohlensäure-, Mangansuperoxydbestimmungen); ein sehr grosser Preisunterschied ist bei diesen Waagen zwischen solchen, welche nur 100 g und solchen, welche 200 g tragen können, nicht vorhanden. Man wähle eine kurzschenklige, schnellschwingende Waage mit sogenannter konstanter Empfindlichkeit, mit Balken- und Schalenarretirung, bei welcher die Milligrammstücke nicht auf die Schaalen gelegt zu werden brauchen, sondern durch eine Reitervorrichtung auf den Balken gesetzt werden.

---

# Maassflüssigkeiten.

Nach Beendigung der Kontrole der Instrumente kann mit der Darstellung der nöthigen titrimetrischen Lösungen, Maass- oder Titrirflüssigkeiten, Liquores volumetrici, begonnen werden.

Zu maassanalytischen Bestimmungen kann jede Flüssigkeit benutzt werden, deren Gehalt an wirksamer Substanz genau bekannt ist. Man ist jedoch aus praktischen Gründen dahin gelangt, den Gehalt der meisten Maassflüssigkeiten mit dem Aequivalentgewicht in einfache Beziehung zu bringen und unterscheidet nun

## Maassflüssigkeiten mit empirischem Gehalte

und

## Normalmaassflüssigkeiten.

Der Gehalt der Maassflüssigkeiten der ersteren Art wird ganz beliebig festgesetzt, derjenige der zweiten Art aber steht ein für alle Male fest. Derselbe bezieht sich auf das Aequivalentgewicht, und es sind Normalmaassflüssigkeiten solche, welche im Liter ein Aequivalent der betreffenden Substanz in Grammen oder leicht berechenbare Theile desselben, $^1/_{10}$, $^2/_{10}$, $^1/_{20}$ u. s. w. enthalten.

Auf die maassanalytische Operation selbst übt der Gehalt

der verwendeten Flüssigkeiten nur in wenigen Fällen einen nennenswerthen Einfluss aus, wohl aber vermag derselbe die Berechnung der erhaltenen Resultate ganz bedeutend zu erleichtern oder zu erschweren. In der ersten Entwickelungsperiode der Maassanalyse gab man den Flüssigkeiten eine ganz beliebige Stärke, indem man 1 g, 10 g oder 20 g der betreffenden Substanz zum Liter auflöste. Später brachte man diesen Gehalt in bestimmte Beziehung zu der untersuchenden Substanz, indem man so einstellte, dass z. B. 1 ccm der Maassflüssigkeit bei Anwendung von 10 g Untersuchungsmaterial $1^0/_0$ des gesuchten Werthes entsprach. Letztere Maassflüssigkeiten sind nun zwar für den einen speciellen Fall, für welchen sie eingestellt sind, sehr bequem, sie machen aber sofort umständliche Rechnungen nöthig, wenn sie bei der Werthbestimmung anderer ähnlicher Körper verwendet werden.

Eine titrirte Salzsäure z. B., von welcher 1 ccm $= 0{,}1$ g $Na_2CO_3$ entspricht, ist bei Sodaanalysen sehr bequem zu verwenden, nicht aber bei der Gehaltsbestimmung anderer Salze oder Basen, welche im Uebrigen gleichfalls mit Salzsäure gemessen werden können.

Es entspricht 1 ccm solcher Salzsäure wohl

$$0{,}100 \ Na_2CO_3$$

also einer sehr einfachen Zahl, er entspricht aber dagegen

$$0{,}130189 \ K_2CO_3$$
$$0{,}094339 \ CaCO_3$$
$$0{,}075471 \ NaOH$$
$$0{,}105849 \ KOH \ \text{etc.}$$

also nichts weniger als einfachen Zahlen.

Es war deshalb ein ganz wesentlicher Fortschritt, als man begann, die Maassflüssigkeiten in einfache Beziehungen zum Aequivalentgewicht der Körper zu bringen, sogenannte Normalflüssigkeiten darzustellen.

Eine Normalsalzsäure, d. i. eine solche, in welcher im Liter 1 Aeq. HCl in Grammen, demnach 36,5 g HCl enthalten sind, enthält in 1 ccm den tausendsten Theil dieses Aequivalentgewichtes oder 0,0365 g. Jeder Kubikcentimeter derselben aber entspricht

$$\left.\begin{array}{l} 0,053\ \mathrm{Na_2CO_3} \\ 0,069\ \mathrm{K_2CO_3} \\ 0,050\ \mathrm{CaCO_3} \\ 0,040\ \mathrm{NaOH} \\ 0,056\ \mathrm{KOH} \end{array}\right\}\ \text{oder je } {}^1/_{1000}\text{ Aeq. in Grammen,}{}^{*)}$$

denn da sich die Körper stets im Verhältniss ihrer Aequivalentzahlen vereinigen, so vereinigen sich stets 36,5 Theile (1 Aeq.) HCl mit 53 Th. (1 Aeq.) $\mathrm{Na_2CO_3}$ oder mit 69 Th. (1 Aeq.) $\mathrm{K_2CO_3}$, oder mit 40 Th. (1 Aeq.) NaOH etc., 0,0365 demnach mit 0,053, 0,069, 0,040 und so fort.

Ein Gleiches gilt für alle übrigen Maassflüssigkeiten.

Eine Maassflüssigkeit, deren Gehalt an reaktionsfähiger Substanz einem Aequivalentgewicht derselben in Grammen pro Liter beträgt, entspricht auch einem Aequivalentgewicht in Grammen pro Liter jeglicher anderen Substanz.

$$2\,\mathrm{HCl} + \mathrm{Na_2CO_3} = 2\mathrm{NaCl} + \mathrm{CO_2} + \mathrm{H_2O}$$
$$\text{(2 Aeq. } 2\times36,5\,\text{Thle.} \quad \text{2 Aeq. } 2\times53\,\text{Thle.)}$$

$$\mathrm{HCl} + \mathrm{NaOH} = \mathrm{NaCl} + \mathrm{H_2O}$$
$$\text{(1 Aeq. 36,5 Thle.} \quad \text{1 Aeq. 40 Thle.)}$$

$$\mathrm{SO_3} + \mathrm{Na_2CO_3} = \mathrm{Na_2SO_4} + \mathrm{CO_2}$$
$$\text{(2 Aeq. } 2\times40\,\text{Thle.} \quad \text{2 Aeq. } 2\times53\,\text{Thle.)}$$

$$\mathrm{SO_3} + 2\,\mathrm{NaOH} = \mathrm{Na_2SO_4} + \mathrm{H_2O}$$
$$\text{(2 Aeq. } 2\times40\,\text{Thle.} \quad \text{2 Aeq. } 2\times40\,\text{Thle.)}$$

$$\mathrm{AgNO_3} + \mathrm{NaCl} = \mathrm{AgCl} + \mathrm{NaNO_3}$$
$$\text{(1 Aeq. 170 Thle.} \quad \text{1 Aeq. 58,5 Thle.)}$$

Man beachte bei diesen Berechnungen wohl, dass immer vom Aequivalent die Rede ist, dass das Aequivalentgewicht eines Körpers dem Atomgewicht desselben nicht immer gleich ist, sondern nur in einem einfachen Verhältniss zu demselben steht; dass wir als Aequivalentgewicht eines Körpers diejenige Quantität desselben bezeichnen, welche einem Atom H gleichwerthig ist. Mit anderen Worten

„dass wir gleichwerthig oder äquivalent nennen die Quantitäten verschiedener Elemente, welche dieselbe Anzahl unter

---

*) Man bezeichnet deshalb auch eine Normalflüssigkeit mit ${}^1/_{1000}$, eine Zehntelnormalflüssigkeit mit ${}^1/_{10\,000}$ u. s. f. und schreibt dann z. B. HCl ${}^1/_{1000}$ statt Normalsalzsäure, $\mathrm{AgNO_3}$ ${}^1/_{10\,000}$ statt Zehntelnormalsilberlösung etc.

sich nicht verbundener Atome eines oder mehrerer anderer Elemente zu binden vermögen und dass man das Atomgewicht des Wasserstoffs auch zur Einheit für die Aequivalentgewichte gewählt hat und als Aequivalentgewicht eines Elementes diejenige Quantität desselben bezeichnet, welche einem Atome H gleichwerthig ist."

Da die Erfahrung ergiebt, dass dem Wasserstoff von allen Elementen, wie das kleinste Atomgewicht, so auch das kleinste Aequivalentgewicht zukommt, und dass das Atomgewicht jedes anderen Elementes mindestens einem ganzen Atomgewicht Wasserstoff, oft einem vielfachen, niemals aber einem Bruchtheile desselben äquivalent ist, so hat man das Atomgewicht des Wasserstoffs auch zur Einheit für die Aequivalentgewichte gewählt. Als chemischen Werth bezeichnen wir das Verhältniss des Atomgewichtes zum Aequivalentgewichte; der chemische Werth wird also durch eine reine Zahl und, wie die Erfahrung lehrt, stets durch eine ganze Zahl ausgedrückt. Dieselbe giebt an, wievielmal das Aequivalentgewicht des betreffenden Elementes in seinem Atomgewichte enthalten ist. Das Aequivalentgewicht des Stickstoffs ist z. B. $^{14}/_3 = 4\,^2/_3$, da dies die Quantität Stickstoff ist, welche einem Atom Wasserstoff gleichwerthig ist. Wir erhalten den chemischen Werth des Stickstoffs, wenn wir sein Atomgewicht 14 durch sein Aequivalentgewicht dividiren, was 3 ergiebt. Man sieht leicht ein, dass die Aufgabe der Bestimmung des chemischen Werthes zusammenfällt mit der richtigen Bestimmung des Aequivalentgewichtes.

Ob man die älteren oder neueren Formeln gebraucht, ist für die Berechnung deshalb ganz gleichgiltig. Die theoretische Auffassung hat mit dem hier in Rede stehenden Zwecke nichts zu thun. Ob man HO oder $H_2O$ schreibt, ist gleich, 1 Theil H ist mit 8 Theilen O verbunden,

$$HCl + NaOCO_2 = NaCl + CO_2 + HO$$

oder

$$2\,HCl + Na_2CO_3 = 2\,NaCl + CO_2 + H_2O.$$

1 Aeq. H (1) wird durch 1 Aeq. Na (23) ersetzt und zum Neutralisiren von 36,5, dem Aequivalent der Salzsäure, sind 53 $NaOCO_2$ oder $Na_2CO_3$ erforderlich.

Vollständig klar über die Aequivalentgewichte, sowie über den chemischen Process, welcher der betreffenden chemischen Operation zu Grunde liegt, muss sich allerdings ein Jeder sein bei der Berechnung von Resultaten, die mittelst der Maassanalyse erhalten wurden.

Es ist deshalb sehr zu empfehlen, den chemischen Process, welcher einer maassanalytischen Bestimmung zu Grunde liegt, sich vor Ausführung und Berechnung derselben durch chemische Gleichung genau klarzulegen. Bei komplicirteren Processen ist dies sogar unerlässlich. Die Bestimmung des Gehaltes an wirksamem Chlor im Chlorkalk z. B. geschieht durch Anreiben desselben mit Wasser, Zugeben von Salzsäure, Jodkalium und Stärkekleister und Titriren dieses Gemisches mit Natriumthiosulfat bis zur Entfärbung.

Der Process wird mit folgender Formel ausgedrückt:

$$Ca(OCl)_2 + 4\,HCl = CaCl_2 + 2\,Cl_2 + 2\,H_2O$$
$$2\,Cl_2 + 4\,KJ = 4\,KCl + 2\,J_2$$
$$2\,J_2 + 4\,Na_2S_2O_3 = 4\,NaJ + 2\,Na_2S_4O_6.$$

So komplicirt der Process aussieht, so ist doch bei aufmerksamer Betrachtung leicht ersichtlich, dass es sich hier bei der Berechnung um weiter nichts handelt, als zu ermitteln, wieviel Natriumthiosulfat auf eine gegebene Menge Chlorkalk verbraucht worden ist. 1 Aeq. Cl macht 1 Aeq. J frei; 1 Aeq. Natriumthiosulfat gebraucht, um in tetrathionsaures Natron überzugehen, 1 Aeq. Jod, folglich entspricht auch 1 Aeq. Cl 1 Aeq. Natriumthiosulfat. Die Lösung desselben wird gewöhnlich $^1/_{10}$ normal eingestellt, 1 ccm entspricht also $^1/_{10\,000}$ Aeq. Cl in Grammen = 0,00355. So viele Kubikcentimeter der Lösung von Natriumthiosulfat verbraucht worden sind, so vielmal 0,00355 g Cl sind in dem verwandten Chlorkalk vorhanden. Die übrigen Bestandtheile der Umsetzung kommen für die Berechnung gar nicht in Betracht.

### Darstellung der Maassflüssigkeiten.

Es ist aus dem Vorstehenden gleichzeitig ersichtlich, dass nur dann mit einer Maassflüssigkeit genau gearbeitet werden kann, wenn der Gehalt derselben ganz genau bekannt ist, oder wenn eine Normallösung auch ganz genau ein Aequivalent enthält.

Enthält z. B. eine Normalsalzsäure statt 36,5 g HCl im Liter nur 36 g, so wird man beim Titriren mit derselben stets unrichtige Resultate erhalten und zwar wird man stets zu viel finden, da man ja von dieser schwächeren Säure mehr Kubikcentimeter verbrauchen wird als von der normalen, dieselben aber dennoch als mit der letzteren erhalten berechnen wird. Man habe sich z. B. 1 g kalc. Soda abgewogen, diese mit der obigen etwas zu schwachen Lösung titrirt und zur vollständigen Sättigung 18 ccm Säure verbraucht.

Da 1 ccm HCl $^1/_{1000}$ 0,053 $Na_2 CO_3$ entspricht, so entsprechen 18 ccm 0,954 $Na_2 CO_3$, das sind von 1 g Soda 95,4 $^0/_0$. Für dieselbe Soda würde man von der Säure, welche wirklich genau 36,5 g HCl im Liter enthielt, nur 17,75 ccm verbraucht und darnach den Gehalt der Soda zu 94,07 $^0/_0$ gefunden haben.

Der auf den ersten Blick nur gering erscheinende Fehler in der Stärke vermag also selbst bei einer Substanz von so niedrigem Aequivalentgewicht eine Abweichung von fast $1^1/_2$ $^0/_0$ zu veranlassen.

Man muss deshalb für genaue Einstellung und sorgfältige Aufbewahrung der Maassflüssigkeiten bemüht sein und sich beim geringsten Zweifel wiederholt von der Richtigkeit derselben überzeugen, eine Urprüfung anstellen. Man muss hierfür um so besorgter sein, da man sich bei der Maassanalyse nicht wie bei der Gewichtsanalyse von der richtigen Beschaffenheit des bestimmten Körpers überzeugen kann. Es beruht ja ein Vortheil der Maassanalyse darin, dass man nicht nöthig hat, die Verbindungen abzufiltriren, auszuwaschen, zu trocknen, zu glühen, zu wägen, es liegt hierin auch ein Nachtheil derselben, man hat die bestimmte Verbindung nicht greifbar vor sich, man kann dieselbe nicht zur genauen Feststellung wieder und wieder wägen, in andere Verbindungen überführen und von Neuem wägen, auf ihre Verunreinigungen prüfen, charakteristische Reaktionen mit ihr anstellen und dergleichen mehr.

Das Einstellen der Maassflüssigkeiten geschieht nun entweder durch Auflösen der abgewogenen Substanz und Auffüllen zu einem bestimmten Flüssigkeitsquantum. Man wählt diesen Weg dann, wenn die zum Titriren benützte Substanz leicht im Zustande grosser Reinheit und konstanter Zusammensetzung zu erlangen ist, so bei Silberlösung, Natriumthiosulfatlösung. Oder das Einstellen geschieht durch Abwägen der ungefähr nothwendigen Menge Substanz und genaueres Einstellen der resultirenden Flüssigkeit gegen eine genau bestimmte Maassflüssigkeit oder gegen eine genau abgewogene Menge fester Substanz, mit welchen sie sich sättigt. Man wählt diesen Weg dann, wenn die zur Darstellung der Maassflüssigkeit dienende Substanz schwer ganz vollkommen rein zu erhalten ist, wenn dieselbe sich wegen hygroskopischer Beschaffenheit nicht genau abwägen lässt u. dgl. m. Im Allgemeinen prüft man lieber gegen abgewogene Mengen fester Substanz als gegen eine Maassflüssigkeit, da man (nach Mohr) leichter bestimmen kann, ob eine Substanz rein ist, als ob sie eine äquivalente Menge einer anderen sättigt, doch ist auch hier zu beachten, dass nicht zu kleine Quantitäten Substanz abgewogen werden, damit der Wägefehler nicht zu sehr ins Gewicht fällt.

Die Darstellung der Maassflüssigkeiten, welche durch Auflösen abgewogener Substanzmengen zum bestimmten Volumen dargestellt werden, ist einfach. Es gehört dazu eben nur die qualitative Prüfung der Substanz, das Abwägen und Auflösen derselben und das Auffüllen dieser Lösung zu einem bestimmten Volumen, letzteres bei einer 17,5° C. nicht übersteigenden Temperatur.

Die Darstellung derjenigen Maassflüssigkeiten, welche Lösungen flüssiger (Chlorwasserstoffsäure) oder solcher fester Körper darstellen, die sich entweder nicht absolut genau abwägen (Kaliumhydroxyd) oder nicht leicht vollkommen chemisch rein darstellen lassen (Kaliumpermanganat), ist mit grösseren Schwierigkeiten verknüpft.

Man stellt diese Lösungen soweit als möglich annähernd ein, prüft dann ihren Wirkungswerth gegen genau abgewogene oder gemessene Mengen reiner Substanz und macht darnach entsprechende Zusätze. Die Darstellung dieser Lösungen macht dem Anfänger oft viele Mühe und hat bei Denjenigen, welche seltener Normallösungen herstellen, dieselbe als ein Kunststück förmlich in Verruf gebracht. Sie ist aber nur für den wirklich schwierig, welcher glaubt, nicht durch exakte Analysen und Messungen, sondern durch einfach aussehende, in Wahrheit aber weit umständlichere, empirische Versuche zum Ziele gelangen zu können.

Da es bequemer ist, eine zu koncentrirte Flüssigkeit zu verdünnen, als eine zu verdünnte durch erneutes Hinzufügen von Substanz, die man nicht genau wägen kann, zu koncentriren, so stellt man die Flüssigkeiten zuerst etwas stärker ein. Hat man sich nun ein bestimmtes Volum solcher, muthmaasslich etwas zu starken Flüssigkeit hergestellt und entnimmt von derselben zur weiteren Prüfung, so achte man darauf, dass man stets genau weiss, wieviel von der Flüssigkeit in dem Maasskolben zurückbleibt. Was hilft es, noch so genau den Wirkungswerth der koncentrirten Flüssigkeit festzustellen, wenn die Menge des verbleibenden Restes nicht sicher bekannt und deshalb auch die Menge des noch zuzusetzenden Verdünnungsmittels nicht sicher zu berechnen ist.

Von der einzustellenden Flüssigkeit entnimmt man deshalb gleich ein bestimmtes, für zwei Prüfungen ausreichendes Volum mit der Vollpipette oder einem kleinen Messkolben je nach der Menge, die muthmaasslich nöthig sein wird, bringt diese in ein trockenes Kölbchen oder Becherglas und beginnt hiermit die Prüfungen. Ist der Wirkungswerth festgestellt, so berechnet man die nothwendige Verdünnung nur auf den grösseren Rest im Messkolben; die kleinen, bei der Feststellung des Wirkungswerthes übrig gebliebenen Theile der Flüssigkeit schüttet man weg.

Man habe z. B. 1 l Kalilauge hergestellt, von dieser 100 ccm abgemessen und in zwei Versuchen gefunden, dass von derselben 23,1 ccm genügen, um 25 ccm einer Oxalsäurelösung zu sättigen, welche im Liter 63 g Oxalsäure enthält, dass die Lauge demnach zu stark ist.

Nach der Gleichung

$$23,1 : 25,0 = 900,0 : x$$

berechnet man, dass die im Messkolben noch befindlichen 900 ccm auf 974 ccm gebracht werden müssen, um die richtige Stärke zu zeigen. Mit Hülfe einer Voll- und Messpipette setzt man die erforderlichen 74 ccm Wasser zu, und wird bei erneuter Prüfung die Lauge richtig oder mindestens nahezu richtig finden.*)

Hätte man nicht gleich 100 ccm abgemessen, sondern einfach aus dem Literkolben in ein kleineres Gefäss abgegossen, mit Hülfe dieses die Bürette gefüllt und führte nun die in beiden verbliebene Flüssigkeit der Hauptmasse wieder zu und verdünnte entsprechend, indem man rechnete, $2 \times 23{,}1$ ccm sind verbraucht, folglich beträgt der Rest noch 953,8 ccm, so würde man bei erneuter Titration ganz gewiss die Lauge noch nicht richtig finden, denn es bleiben stets Theilchen der Flüssigkeit im Bechergläschen und in dem unteren Theile der Bürette hängen; wollte man die Menge derselben abschätzen, so verbesserte man erst recht nichts. Man hätte dann entweder eine Flüssigkeit, die ein wenig zu schwach geworden wäre, es müsste derselben noch ein Stückchen Kalihydrat zugesetzt werden, das sich unter Wärmeentwickelung löst, die Flüssigkeit müsste gekühlt werden, oder, wäre die Flüssigkeit noch zu koncentrirt geblieben, so kennte man die Menge derselben wieder nicht genau, so dass man beim erneuten Verdünnen immer wieder unsicher wäre und immer noch keine richtigen Resultate erhielte.

Niemals darf aber, auch wenn alle oben angegebenen Vorsichtsmaassregeln beobachtet worden sind, auf die blosse Rechnung hin eine Maassflüssigkeit als richtig betrachtet werden, sondern dieselbe muss, wenn ihr noch irgend welcher Zusatz gemacht worden ist, stets nochmals auf ihre Richtigkeit geprüft werden.

Es darf ferner zu dieser Urprüfung, wie zu der Analyse überhaupt, nicht zu wenig Substanz verwandt werden, weder abgewogene, noch abgemessene. Wie die Genauigkeit,

---

*) Im vorliegenden Falle würde man auch, und vielleicht noch besser, rechnen können:

$$25{,}0 \text{ ccm} : 23{,}1 \text{ ccm} = 1000 \text{ ccm} : x \text{ ccm}$$

und als Resultat 924 ccm erhalten, d. h. also, zu 1 l Normalflüssigkeit würden 924 ccm der stärksten Lauge gehören. Man würde dann zu den im Messkolben befindlichen 900 ccm noch 24 ccm von dem anderweit verbliebenen Reste mittelst der Messpipette zufügen und dann zu 1 l auffüllen.

auch der besten Waage, ihre Grenze hat, so ist es auch mit den Maassgefässen.

Irrt man sich beim Abmessen von 10 ccm Flüssigkeit um 0,05 ccm oder beim Titriren von 10 ccm um 0,05 ccm in der Endreaktion, so macht man einen Fehler von $0,5\,^0/_0$, nimmt man 100 ccm, so kann der Fehler nur $^1/_{10}$ des Vorerwähnten ($= 0,05\,^0/_0$) betragen.

Wenn irgend möglich, soll ferner zum Abmessen einer Flüssigkeit ein Maassgefäss von solcher Grösse benutzt werden, dass einmaliges Abmessen für eine Operation genügt und nicht dasselbe mehrmals gefüllt zu werden braucht.

Ferner soll die Einstellung der Maassflüssigkeit, ihre Urprüfung, auf eine Weise erfolgen, die den Bedingungen ähnlich ist, unter welchen die Maassflüssigkeit bei der Analyse benutzt werden muss, dies besonders der Endreaktion halber.

Man muss sich immer vergegenwärtigen, dass bei jeder Bestimmung, und sei sie im Uebrigen die allerschärfste, doch zwei Fehler gemacht werden: ein Fehler, welcher jeder Methode als solcher anhaftet, und ein Beobachtungsfehler, welcher bei jeder Methode ziemlich der gleiche ist. Dieser letztere Fehler wird bedingt durch kleine Abweichungen an den Instrumenten, die auf gewöhnlichem Wege nicht nachgewiesen werden können, durch das Ablesen, welches absolut genau nicht auszuführen ist u. dgl. m. Diese Fehler können zwar nicht ganz vermieden, aber sie können ganz ausserordentlich eingeschränkt werden.

## Endreaktion.

Die Endreaktion zeigt, wie ihr Name sagt, das Ende einer Reaktion, einer Titration an. Ob dieselbe sich leicht und scharf beobachten lässt, übt auf die Brauchbarkeit einer maassanalytischen Methode ziemlich grossen Einfluss aus. Bei einigen Methoden lässt sich das Ende der Reaktion in der titrirten Flüssigkeit selbst und scharf erkennen, so beim Titriren mit Kaliumpermanganat, da dessen rothe Farbe, mag auf das Eintreten oder Verschwinden derselben titrirt werden, eine sichere Beurtheilung zulässt. Auch bei Jodlösung lässt sich beim Titriren derselben durch Natriumthiosulfat durch Verschwinden der erst braunen, dann gelben Farbe der Lösung das Ende der Reaktion erkennen, schärfer aber noch dann, wenn der Jodlösung etwas Stärkekleister zugefügt wird. Dieser färbt die Flüssigkeit, so lange nur noch eine Spur Jod vorhanden ist, intensiv blau, sobald die letzte Spur Jod weggenommen wurde, ist sie dagegen ganz farblos. Der Stärkekleister dient hier als Indikator. Viele Methoden sind überhaupt nur mit Hülfe von Indikatoren zu Ende zu führen, viele erlangen durch Zusatz solcher grössere Schärfe. Zu ersteren gehören die alkalimetrischen. Bei diesen wird das Ende der Reaktion durch den Farbenwechsel angezeigt, welchen der Indikator beim Uebergange aus einer sauren Flüssigkeit in eine neutrale oder alkalische oder umgekehrt, erleidet. Brauchbare Indikatoren hierfür sind Lackmus, Rosolsäure, Phenolphthaleïn, Cochenille u. a. Zu den Methoden, welche durch Benutzung eines Indikators grössere Schärfe erlangen, gehört die Titration der Haloidsäuren und -Salze durch Silberlösung. Das Ende dieser Reaktion ist mit einiger Genauigkeit daran zu erkennen, dass ein Tropfen der Titrirflüssigkeit zuletzt keine Trübung mehr hervorbringt, weit schärfer aber an der Bildung von chromsaurem Silber. Letzteres bildet sich als rother Niederschlag erst nachdem alles Chlor, Brom, Jod, Cyan ausgefällt ist und giebt dadurch einen sehr schönen Indikator ab, freilich nur für neutrale Flüssigkeiten; in sauren und alkalischen Flüssigkeiten ist chromsaures Silber löslich. Bei anderen Methoden ist das Ende der Reaktion nicht in den Flüssigkeiten selbst zu erkennen, sondern an einem herausgenommenen Tropfen derselben. Diesen bringt man mit einem anderen Körper oder einer Lösung zusammen und beobachtet, ob eine gewisse Reaktion noch eintritt oder nicht mehr erscheint. Methoden, bei denen so verfahren werden muss, sind gewöhnlich umständlich und nicht vollkommen genau.

Ein kleiner Ueberschuss an Titrirflüssigkeit ist natürlich zur Hervorbringung jeder Endreaktion nöthig. Dass dieser Ueberschuss das eine wie das andere Mal der gleiche sei und bei Berechnung der Analyse möglichst berücksichtigt werde, ist unbedingt nothwendig. Es soll deshalb immer derselbe und thunlichst die gleiche Menge von dem Indicator zugesetzt und die Endreaktion, wenn sie, wie es meist der Fall,

verschieden stark auftreten kann, so weit es möglich ist stets
in der gleichen Nuance hervorgebracht werden. Hierauf ist
schon beim Einstellen der Maassflüssigkeit Rücksicht zu nehmen, und deshalb wurde oben die Forderung gestellt, dass die
Urprüfung den späteren Analysen sich anpassen solle.

Specielleres hierüber ist bei Besprechung der einzelnen
Methoden zu finden.

Es bedarf hiernach keiner weiteren Auseinandersetzung
darüber, dass Derjenige, welcher wirklich titriren lernen und
genaue Analysen machen will, Titrirflüssigkeiten nicht fertig
kaufen darf, sondern dieselben selbst und mit aller Sorgfalt
herstellen muss.

Einige weitere allgemeine Regeln werden sich am be-
quemsten und ungezwungensten bei Besprechung der ersten
Operationen im speciellen Theile
geben lassen und wolle man hierüber die ersten Abschnitte desselben vergleichen. Nur die Beobachtung einer Regel sei hier noch
hervorgehoben und ganz besonders
Anfängern an's Herz gelegt, der
Regel nämlich, jede Bestimmung so oft auszuführen, bis
sie hintereinander zwei übereinstimmende Resultate ergeben hat. Abgesehen davon,
dass man nur dann mit Sicherheit
für die Resultate der Untersuchungen garantiren kann, ist auch
nichts so als diese stete Selbst-
kontrole geeignet, exaktes Arbeiten
zu fördern, sowie Kenntniss davon
zu erlangen, was die verschiedenen
Methoden, was Maassgefässe und Waage in Bezug auf Genauigkeit zu leisten im Stande sind und was nicht. Nur wer diese
Regel streng befolgt, wird wirklichen Nutzen aus seinen analytischen Arbeiten zu ziehen vermögen.

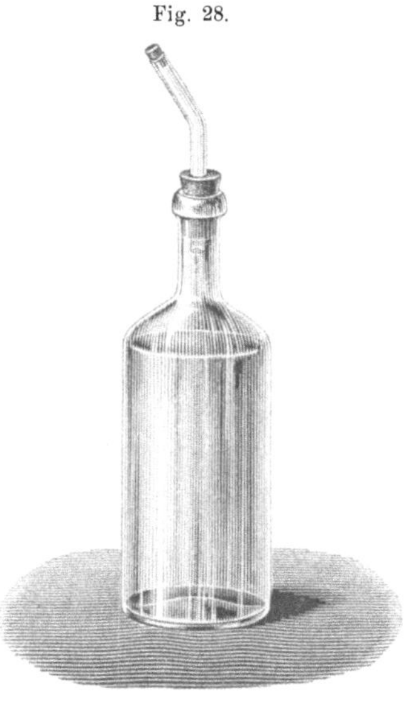

Fig. 28.

Die fertigen Maassflüssigkeiten bewahrt man ihren Eigenschaften entsprechend auf; da, wo besondere Vorsichtsmaassregeln, wie Schutz vor Kohlensäure, Einwirkung des Lichtes etc. erforderlich sind, wird dies im speciellen Theile angegeben werden. Da, wo solche nicht nothwendig sind, kann jede genügend grosse Flasche hierzu benutzt werden, wenn man dieselbe mit einem Ausguss versieht. Den letzteren stellt man her, indem man einen durchbohrten Kork mit einer ziemlich weiten, stumpfwinklig gebogenen Glasröhre versieht und diesen auf die betreffende Flasche aufsetzt. Das obere Ende der Glasröhre verschliesst man gleichfalls mit einem Kork. Eine solche Flasche zeigt Fig. 28, man kann mit derselben ohne Trichter in jede Bürette giessen.

Die Signatur jeder solchen Flasche muss, neben dem Namen der Flüssigkeit, die Stärke derselben, das Datum ihrer Herstellung und der mit ihr vorgenommenen Urprüfung angeben; sind mehrere Urprüfungen möglich, auch die Art und Weise derselben.

# Specieller Theil.

## Sättigungsanalysen.

Sättigungsanalysen werden diejenigen maassanalytischen Bestimmungen genannt, welche auf der Sättigung von Basen durch Säuren (Alkalimetrie) oder von Säuren durch Basen (Acidimetrie) beruhen. Die meisten Säuren und Basen stellen ungefärbte Lösungen dar, welche ihr Aussehen auch nach der Neutralisation nicht verändern. Man kann die stattgehabte Sättigung deshalb nicht ohne Weiteres erkennen, sondern das Ende der Reaktion wird bei allen diesen Bestimmungen durch den Farbenwechsel angezeigt, welchen ein zugesetzter Farbstoff (Indikator) beim Uebergange aus einer sauren Flüssigkeit in eine alkalische oder umgekehrt erleidet.

Es sind sonach für die Sättigungsanalysen, welche wohl auch, obschon nicht ganz richtig, sämmtlich alkalimetrische genannt werden, nothwendig:

    Säure von bekanntem Gehalt,

    Lauge von bekanntem Gehalt,

    ein passender Indikator.

Die Säuren, welche sich für diese Zwecke am besten eignen, sind Schwefelsäure und Salzsäure.

Zu Laugen können Kaliumhydrat, Natriumhydrat und Ammoniak verwendet werden.

Indikatoren giebt es in grosser Anzahl, eine Aufzählung der hauptsächlichsten folgt unten; welcher derselben für den speciellen Fall am geeignetsten ist, hängt von mannigfaltigen, noch speciell zu erörternden Umständen ab.

Normalsäuren wie Normallaugen, welche eine der eben genannten Säuren oder Basen enthalten, gehören zu denjenigen

im Allgemeinen Theil bereits charakterisirten Maassflüssigkeiten
(Seite 28), welche aus flüssigen resp. aus solchen festen Körpern
dargestellt werden, die sich nicht absolut genau abwägen
lassen. Dieselben müssen deshalb mit geeigneten Flüssigkeiten oder Substanzen, welche als Ursubstanz oder Ur-
maass dienen, auf ihren Wirkungswerth geprüft und danach
entsprechend eingestellt werden. Und zwar stellt man entweder die Säure gegen ein chemisch reines kohlensaures Salz
ein und mit dieser Säure kontrolirt man dann die Lauge, oder
man stellt die Lauge gegen eine krystallisirte, chemisch reine
Säure ein und kontrolirt mit dieser Lauge dann die Normalsäure. Im ersteren Falle wählt man gewöhnlich als Ursubstanz das kohlensaure Natron, und man beendigt dann alle
Operationen in saurer Lösung, d. h. mit dem kleinen Ueberschuss von Säure, der zur Hervorbringung der Endreaktion
nothwendig ist, im letzteren Falle wählt man als Ursubstanz
die Oxalsäure und beendigt die Arbeit in alkalischer Lösung,
d. h. mit so viel überflüssiger Lauge, als zur Hervorbringung
der Endreaktion nöthig ist. Man titrirt auf sauer oder auf
alkalisch, wie der Kunstausdruck lautet.

Welche Modifikation man zu wählen hat, hängt davon ab,
welche Art Analysen später mit den Flüssigkeiten am häufigsten auszuführen sind, ob Bestimmungen der Basen oder der
Säuren. Sind öfter Säuren zu bestimmen, so ist es besser,
die Einstellung alkalisch bewirkt zu haben, denn sonst muss
jede Säuretitration in eine Restmethode umgewandelt werden;
sind öfter Alkalien zu bestimmen, so verhält es sich umgekehrt. In der Pharmacie, wie unter den gewöhnlichen
technischen Analysen kommt die Bestimmung von Säuren
weit öfter vor, als die der ätzenden Alkalien und Erdalkalien;
die Bestimmung der kohlensauren Salze ferner, welche gleichfalls oft vorkommt, ist weit besser als Restmethode mit Alkali
zu beendigen, als direkt mit Säure, wie unten dargelegt
werden soll.

Eine Restmethode nennt man eine solche titrimetrische
Methode, bei welcher von der zur Zersetzung dienenden Maassflüssigkeit eine mehr als genügende Menge abgemessen und
zugesetzt wird, deren Rest nach vollendeter Reaktion dann
zurückgemessen wird.

## Einstellung der Normallösungen gegen Oxalsäure.

Zur Herstellung einer Normallauge sind 56 g Kalihydrat resp. 40 g Natronhydrat erforderlich, wenn dieselben vollkommen trocken und frei von Carbonat sind; da diese Bedingungen aber nur die frisch dargestellten Hydroxyde erfüllen, und da es, wie schon im Allgemeinen Theil erwähnt, leichter ist, eine zu starke Lösung zu verdünnen, als eine zu schwache Lösung zu koncentriren, so wiegt man am besten eine etwas grössere Quantität, z. B. 60—70 g Kalihydrat oder 45—50 g Natronhydrat ab, löst dasselbe auf, lässt bis zur Normaltemperatur abkühlen und füllt zum Liter auf.

War das Kali- oder Natronhydrat nicht frei von Kohlensäure zu erlangen, so muss die Lösung desselben mit Kalkmilch versetzt, erhitzt und dann durch Absitzenlassen geklärt werden.

Wird Ammoniak zur Herstellung der Normallauge verwandt, so sind von dem officinellen Liquor Ammon. caust. 170 g zum Liter aufzufüllen. Das Aequivalent des Ammoniaks, $NH_3$, ist 17, zum Liter Normalflüssigkeit gehören also 17 g $NH_3$, der officinelle Salmiakgeist soll $10^0/_0$ $NH_3$ enthalten, folglich sind 170 g desselben erforderlich. Auch hier nimmt man besser anfangs eine etwas grössere Menge.

Dann schreitet man zur Herstellung der Oxalsäurelösung. Da das Molekulargewicht der Oxalsäure 126 beträgt, dieselbe aber zweibasisch ist, so sind zur Herstellung eines Liters Normaloxalsäure 63 g ($=$ 1 Aequivalent) derselben erforderlich. Da aber zum Einstellen der Lauge bei weitem nicht 1 Liter dieser Lösung erforderlich ist, so bereitet man eine kleinere Quantität, 100—200 ccm, und wiegt dementsprechende Mengen reinster Oxalsäure ab.

Reinste Oxalsäure, welche beim Glühen keinen Rückstand hinterlässt, von oxalsauren Salzen herrührend, ist nicht leicht zu erlangen. In den meisten Fällen muss die Handelswaare gereinigt werden. Blosses Umkrystallisiren führt erst nach mehrfachen Wiederholungen zum Ziele. Besser ist es, die zu reinigende Säure mit so viel Alkohol, dass nicht Alles gelöst wird, zu behandeln, die alkoholische Lösung durch langsames Verdampfen zur Krystallisation zu bringen und die erhaltenen Krystalle zu sammeln und durch Pressen zwischen Fliesspapier zu trocknen. Die Ausbeute ist hierbei wohl gering, man erhält aber auch sofort ganz reine Säure. Die Krystalle dürfen nicht durch Anwendung von Wärme, sondern müssen durch Pressen zwischen Fliesspapier getrocknet werden, damit dieselben nicht verwittern, denn das Aeq. 63 entspricht einer Oxalsäure mit 2 Aeq. Krystallwasser.

Aus solcher aschefreien und unverwitterten Oxalsäure wird die erforderliche Menge Normallösung hergestellt.

Nun bringt man die einzustellende Lauge in die für dieselbe bestimmte Bürette, die in Zehntel-Kubikcentimeter getheilt sein muss, pipettirt von der Oxalsäure je nach der Grösse der Laugenbürette (da zweimaliges Füllen derselben bei einer Operation thunlichst zu vermeiden ist), 10—20 ccm ab, giebt den Indikator zu, stellt das Becherglas auf ein Blatt weisses Papier oder eine weisse Porzellanplatte oder hält es über diese, da so der Farbenwechsel des Indikators am schärfsten bemerkbar ist, und lässt Alkali zufliessen bis zum Eintritt der Endreaktion. Man fasst dabei den Hahn der Bürette mit der linken, das Becherglas mit der rechten Hand und hält durch beständiges Schwenken (nicht Schütteln!) des Becherglases die Flüssigkeit in demselben in steter kreisender Bewegung. Beim Schütteln könnten leicht durch Verspritzen Verluste an Flüssigkeit eintreten. Die Handhabung des Quetschhahnes oder Glashahnes mit der linken Hand bietet im Anfang einige Schwierigkeiten, sie muss aber gelernt werden, da sonst ein rasches und elegantes Titriren nicht möglich ist. In Betreff des Abmessens und der weiteren Verdünnung der einzustellenden Maassflüssigkeit sind hierbei die im „Allgemeinen Theil" unter „Einstellen der Maassflüssigkeiten" gegebenen Regeln genau zu beachten.

Die Maassflüssigkeit darf nicht früher als richtig angesehen werden, als bis zwei genau übereinstimmende Versuche die Richtigkeit bestätigt haben, ein Versuch genügt nicht.

Mit dieser Lauge stellt man sodann die Normalsäure her. 146 g der officinellen Salzsäure zum Liter verdünnt, geben gerade eine Normalsäure, wenn das spec. Gew. der officinellen Salzsäure genau 1,124, entsprechend 25,0$^0/_0$ HCl ist. Man prüft deshalb zweckmässig zuvor das spec. Gew. der benutzten Säure und wiegt eine demselben möglichst entsprechende Menge ab, um die verdünnte Säure gleich in einer der Normalsäure recht annähernden Stärke zu erhalten. Das Aequivalent der Salzsäure ist 36,5, es gehören also 36,5 g derselben zum Liter; 100 g der officinellen Säure enthalten 25 g HCl, 146 g derselben demnach 36,5 g HCl.

Die Schwefelsäure des Arzneibuches soll 94—98 °/₀ Schwefelsäure enthalten, das Aeq. der (zweibasischen) Schwefelsäure ist 49; es sind demnach 49 g $H_2SO_4$ oder 40 g $SO_3$ zum Liter erforderlich, und es müssen ca. 50 g der officinellen Säure zum Liter verdünnt werden.

Von der empirischen Säurelösung pipettirt man nun 10 ccm ab und titrirt dieselbe mit Kalilauge bis zum Eintritt der Endreaktion. Wurden mehr als 10 ccm KOH $^1/_{1000}$ hierzu verbraucht, so muss die Säure entsprechend verdünnt, wurden weniger als 10 ccm Lauge verbraucht, so muss noch von der officinellen Säure zugesetzt werden. Hiermit wird entsprechend fortgefahren bis die Säure genau einsteht. Immer aber misst man erst die Säure ab und titrirt dieselbe mit Lauge bis zur alkalischen Endreaktion, nicht umgekehrt, Säure zur abgemessenen Lauge bis zum Eintritt der sauren Endreaktion. Warum so verfahren werden muss, ist Eingangs dieses Artikels, wie auch im „Allgemeinen Theil" bereits erwähnt:

> Ein kleiner Ueberschuss an Titerflüssigkeit ist zur Hervorbringung jeder Endreaktion erforderlich, und es muss deshalb die Endreaktion möglichst stets unter den gleichen Bedingungen und in gleicher Stärke hervorgerufen werden.

Der Ueberschuss, welcher zur Hervorbringung der Endreaktion bei den Sättigungsanalysen erfordert wird, ist verhältnissmässig gar nicht unbedeutend und seine Berücksichtigung deshalb hier ganz besonders nothwendig. Titrirt man auf sauer, so ist ein kleiner Ueberschuss an Säure nöthig, titrirt man auf alkalisch, ein kleiner Ueberschuss an Lauge. Auf letztere Weise ist die Einstellung der Lauge gegen die Ursubstanz, Oxalsäure, erfolgt. Da 10 ccm Lauge hinreichen, um 10 ccm Oxalsäure $^1/_{1000}$ zu sättigen und gleichzeitig noch die Endreaktion auf alkalisch hervorzurufen, so muss der Gehalt der Lauge offenbar etwas grösser sein, als dem Aequivalent KOH entspricht. Trotzdem aber wird man mit solcher Lauge stets den richtigen Säuregehalt finden, so lange man mit derselben auf alkalisch titrirt, weil dieser Ueberschuss dann jedesmal gleichmässig nothwendig ist; 10 ccm dieser Lauge entsprechen immer 10 ccm einer Säure von genau 1 Aeq. zum Liter. Titrirt man aber so eingestellte Lauge mit der Säure, so hat man einmal eine um ein wenig zu starke Lauge zu sättigen und dann auch noch den zur Hervorbringung der Endreaktion nöthigen Ueberschuss der Säure anzuwenden, man erhält Resultate, welche der Wahrheit nicht entsprechen. Wird deshalb die Lauge nur zum Einstellen einer anderen Säure benutzt, so muss wieder so verfahren werden, dass die Lauge zuletzt im Ueberschuss, und zwar stets in möglichst gleich grossem Ueberschuss, sich befindet. Die Beachtung des Gesagten ist um so nothwendiger, als trotzdem noch eine ganze Anzahl Fehlerquellen übrig bleiben, welche durch die Benutzung von Indikatoren in der Alkalimetrie bedingt werden, zum Theil auch von den Eigenschaften der einzelnen Indikatoren abhängen. Zu den ersteren gehört, dass es bei aller Achtsamkeit nicht immer möglich ist, die Endreaktion stets durch den gleichen Ueberschuss genügend sichtbar hervorzurufen, denn ist die Menge der zu titrirenden Flüssigkeit gross, so muss auch der Ueberschuss grösser sein, um die Reaktion hervorzurufen; 0,05 ccm freies Alkali bringen in 20 ccm Flüssigkeit eine andere Reaktion hervor, als in 200 ccm und mehr. Ist ferner der Ueberschuss auch bei 2 Titrationen der gleiche, so kann derselbe doch bei der Berechnung verschieden ins Gewicht fallen. Von einer Normallauge, welche so eingestellt ist, dass 20 ccm derselben hinreichen, um 20 ccm Oxalsäure zu sättigen und eine deutliche, aber nicht zu starke Endreaktion hervorzurufen, werden für 50 ccm Oxalsäure nicht ganz 50 ccm, für 5 ccm Oxalsäure aber etwas mehr erforderlich sein, da der für die Endreaktion erforderliche Ueberschuss nicht diesen Flüssigkeitsmengen entsprechend wächst oder sinkt.

Diese Thatsachen fordern zu aller Sorgfalt auf; sie zeigen zugleich, dass derjenige Indicator der geeignetste sein muss, bei dessen Anwendung durch den geringsten Ueberschuss an Maassflüssigkeit eine intensive Farbenreaktion hervorgerufen wird, mag diese Farbenreaktion nun bestehen in einem Wechsel der Farbe, oder in dem Auftreten einer Farbe in einer vorher farblosen Lösung, oder endlich in dem Verschwinden der Farbe aus einer gefärbten Lösung.

## Einstellungen der Normallösungen gegen kohlensaures Natron.

Man bereitet eine Lösung von geschmolzenem, reinen, kohlensauren Natron im Aeq. (53), wie man die entsprechende Lösung der Oxalsäure bereitet hat. Das kohlensaure Natron stellt man in nöthiger Reinheit entweder her aus krystallisirtem, kohlensauren Natron, das durch wiederholtes Umkrystallisiren gereinigt worden ist. Man befreit es durch Trocknen vom grössten Theile seines Krystallwassers und glüht es scharf, lässt im gut schliessenden Exsiccator erkalten und wägt sofort ab, da dasselbe hygroskopisch ist. Oder man stellt dasselbe durch Glühen aus doppelt kohlensaurem Natron her, da letzteres häufiger chemisch rein vorkommt, als einfach kohlensaures Natron. Man kann doppelt kohlensaures Natron, das noch Reaktionen auf Schwefelsäure und Chlor giebt, auch reinigen, indem man es in einen Trichter eingedrückt, mit Fliesspapier bedeckt, und mit destillirtem Wasser bis zum Verschwinden der erwähnten Reaktionen auswäscht. Das Fliesspapier hat hierbei nur den Zweck, die gleichmässige Vertheilung des aufgegossenen Wassers zu bewirken.

Man verfährt nun ähnlich wie beim Einstellen gegen Oxalsäure, nur füllt man die Bürette mit der einzustellenden Säure. Die abgemessene Natronlösung giebt man in ein Becherglas oder eine Porzellanschale, fügt den Indikator zu, erwärmt die Flüssigkeit und lässt sodann langsam und portionenweise die Säure zufliessen. Nach jedesmaligem Zusatz bedeckt man das Gefäss mit einem Uhrglase und erwärmt, bis die Kohlensäureentwickelung zum grössten Theile vorüber ist. Zuletzt fügt man die Säure nur noch tropfenweise zu, nach jedesmaligem Zusatze kurze Zeit erwärmend und wartend, ob die nach dem Zusatz der Säure eingetretene Endreaktion durch das Erwärmen nicht wieder verschwindet. Sobald die Endreaktion nicht mehr verschwindet, ist die Operation beendet, man wiederholt die Versuche, bis übereinstimmende Resultate erhalten werden und vollführt sodann das weitere Einstellen der Säure und mit dieser das Einstellen der Lauge mit allen den Kautelen, welche bereits oben angegeben worden sind, wobei insbesondere auch auf das betreffs der Erzielung einer gleichmässigen und scharfen Endreaktion Gesagte zu achten ist.

## Indikatoren für die Sättigungsanalysen.

Lackmustinktur. Man digerirt einen Theil käuflichen Lackmus mit sechs Theilen dest. Wasser längere Zeit, theilt das Filtrat in zwei Hälften, sättigt in der einen das freie Alkali, indem man wiederholt mit einem in sehr verdünnte Salpetersäure getauchten Glasstabe umrührt, bis die Farbe eben roth erscheint, mischt die andere zurückgestellte noch blaue Hälfte hinzu, fügt einen Theil Weingeist hinzu und bewahrt die nun fertige Lackmustinktur an einem dunkeln Orte in einer mit einem Bausch Watte verstopften Flasche auf, denn in einer mit Kork verschlossenen Flasche aufbewahrt, entfärbt sich dieselbe bald. Die Lackmustinctur wurde früher ganz allgemein und fast ausschliesslich benutzt. Der Lackmusfarbstoff hat den Vortheil, sowohl in saurer als in alkalischer Flüssigkeit eine bestimmte Farbe zu besitzen, dagegen den Nachtheil, dass der Uebergang der rothen Farbe in die blaue und umgekehrt nicht scharf und plötzlich geschieht, sondern dass erst eine violette Nüance auftritt, welche leicht zu Irrthümern Veranlassung geben kann. Der Farbstoff, welcher die Ursache dieser violetten Nüance ist, kann zum grössten Theil aus dem Lackmus durch Extrahiren desselben mit Alkohol entfernt werden. Die Manipulation ist ein wenig umständlich, Denjenigen aber, welche mit Lackmus arbeiten wollen, ist doch sehr zu empfehlen, dieselbe vorzunehmen, da hierdurch der Lackmus an Brauchbarkeit für die Analyse sehr gewinnt. Eine andere gute Vorschrift zur Bereitung empfindlicher Lackmustinktur (Azolitminlösung) ist folgende:

„Man ziehe eine nicht zu kleine Menge sehr fein gemahlenen, käuflichen Lackmus mit kaltem Wasser bis zur beginnenden Erschöpfung aus und dampfe die Lösung mit feinem Sande ein. Während des Eindampfens setze man so viel Salzsäure zu, dass die Flüssigkeit nach dem Entweichen der Kohlensäure stark roth gefärbt erscheint. Das erhaltene, vollkommen trockene, braunrothe Pulver zerreibe man, wasche es auf grossen, glatten Filtern zuerst mit heissem und dann mit kaltem Wasser aus und trockne den Rückstand auf dem Wasserbade vollständig. Derselbe enthält auf dem Sande niedergeschlagen den eigentlichen Farbstoff des Lackmus, das Azolitmin, welches in alkalifreiem Wasser so gut wie ganz unlöslich ist. Die in das Filtrat übergegangenen Stoffe bleiben bei der gewöhnlichen Bereitungsweise alle in der Lackmustinktur und beeinträchtigen die Schärfe der Reaktion nicht unbedeutend.

Um aus dem so erhaltenen Pulver nun die zum Gebrauche fertige Lösung herzustellen, braucht man dasselbe nur auf einem Filter mit heissem Wasser und einigen Tropfen Ammoniak zu übergiessen, wodurch sich der Farbstoff löst, und bis zur Erschöpfung des Sandes auszuwaschen (was man in wenigen Minuten erreicht). Das Filtrat wird nun mit einigen Tropfen Schwefelsäure angesäuert und dann wieder neutralisirt und bildet nun, wie der Verfasser der Vorschrift sagt: „einen Indikator, der selbst den weitgehendsten Ansprüchen an Schärfe und Schnelligkeit des Ueberganges genügt".

Cochenilletinktur. Die Pharm. Germ. II gab folgende Vorschrift: „3 g gepulverte Cochenille, 50 ccm Weingeist und 200 ccm Wasser werden macerirt und filtrirt. Die Lösung sei rothgelb." Die Cochenilletinktur färbt saure oder neutrale Flüssigkeiten gelbroth, alkalische violett. Der Farbenwechsel ist sehr deutlich sichtbar, wenn auch die beim Titriren saurer Flüssigkeiten durch alkalische auftretende Farbe nicht gerade intensiv genannt werden kann; umgekehrt, beim Titriren alkalischer Flüssigkeiten durch saure, ist das Erkennen der Endreaktion schwieriger.

Einen Vorzug besitzt die Cochenilletinktur dadurch vor fast allen Indikatoren, dass die violette Nüance derselben nicht nur durch ätzende, sondern auch durch kohlensaure Alkalien und Erdalkalien hervorgerufen wird und dass freie Kohlensäure diese violette Farbe nur wenig alterirt. Man kann deshalb Flüssigkeiten, welche neben Mineralsäuren freie Kohlensäure enthalten (wie bei der Analyse von Pottasche, Soda u. dgl.) mit Cochenilletinktur als Indikator direkt titriren, ohne auch die letzten Spuren von Kohlensäure entfernen zu müssen, wie es bei fast allen anderen Indikatoren der Fall ist. Auch schadet es bei Verwendung der Cochenilletinktur als Indikator wenig, wenn die Kali- oder Natronlauge etwas Kohlensäure angezogen hat, während Lackmus und Rosolsäure in solchem Falle zweifelhafte, Phenolphthaleïn aber ganz unbrauchbare Resultate geben.

In Flüssigkeiten, welche Salze der Essigsäure und Ameisensäure enthalten, kann Cochenilletinktur nicht verwandt werden, denn diese rufen die violette Farbe gleichfalls hervor, auch Metallsalze (besonders Eisen- und Thonerdesalze) dürfen nicht gegenwärtig sein, da dieselben die Nüance beeinflussen. Der Farbstoff der Cochenille (Carminsäure) wird durch den Sauerstoff der Luft zersetzt, besonders leicht in alkalischer Lösung; die Cochenilletinktur muss deshalb in kleinen, gut verschlossenen Flaschen aufbewahrt werden. Mit derselben tingirte Flüssigkeiten sollen vor Beendigung der Titration nicht sehr lange stehen.

Phenolphthaleïnlösung (Vorschrift siehe Seite 48). Eine mit wenigen Tropfen dieser Lösung versetzte Flüssigkeit wird durch den geringsten Ueberschuss freien Alkalis intensiv purpurroth gefärbt, während in neutraler und saurer Flüssigkeit das Phenolphthaleïn farblos ist. Man könnte keinen besseren Indikator für die Alkalimetrie wünschen als Phenolphthaleïn, wenn dasselbe bei Anwesenheit von Kohlensäure und von Ammonsalzen zu brauchen wäre. Aber freie Kohlensäure entfärbt eine geröthete Phenolphthaleïnlösung, kohlensaure Salze röthen die Phenolphthaleïnlösung nicht, Ammonsalze und freies Ammon bewirken ein eigenthümliches Verblassen der Farbe. Hieraus folgt, dass man saure Flüssigkeiten, welche Kohlensäure enthalten, mit Phenolphthaleïn als Indikator nicht titriren kann, doch ginge dies an, da sich aus diesen die Kohlensäure verjagen lässt, es folgt aber auch, dass eine Lauge, welche Kohlensäure angezogen hat — und von minimalen Spuren Kohlensäure ist kaum eine frisch bereitete Kali- oder Natronlauge frei — mit Phenolphthaleïn unrichtige Resultate giebt. Dasselbe kann deshalb leider nicht so oft benutzt werden, als seine sonstigen ausgezeichneten Eigenschaften wünschenswerth machen.

Rosolsäurelösung. Durch Auflösung von 1 Theil Rosolsäure in 20 Theilen Weingeist hergestellt. Diese Lösung sieht dunkel gefärbt aus. Neutrale Flüssigkeiten färbt dieselbe röthlich gelb, saure gelb, alkalische roth oder violett. Kohlensäure beeinträchtigt die Reaktion, jedoch bei Weitem nicht so als bei Phenolphthaleïn. Ammonsalze schaden nicht, während freies Ammoniak die Rosolsäure ebenso schön roth färbt, als dies die entsprechenden fixen Alkalien thun. Die Rosolsäure ist ein sehr zuverlässiger Indikator, ihre Farbenübergänge sind, wenn auch nicht von überraschender Schärfe, so doch sicher und werden von Verschiedenen nicht so verschieden gesehen, wie dies bei Lackmus der Fall ist. Schreiber dieses benutzt dieselbe seit Jahren mit gutem Erfolge.

Zuletzt sei noch der Tropaeoline gedacht. Tropaeolin 00 (in kalt gesättigter, alkoholischer Lösung) und Tropaeolin 000 (in kalt gesättigter, wässeriger Lösung) würden sehr gute Indikatoren abgeben, wenn dieselben im Handel immer ganz gleichmässig zu erlangen wären. Dieses ist leider nicht der Fall, und man kommt deshalb, wenn man sich in diesen Indicatoren eingerichtet hat, leicht in Verlegenheit, wenn man neues Material erhält. Tropaeolin 00 (seine Lösung ist hellgelb) ist besonders ausgezeichnet dadurch, dass dasselbe nur mit freien Mineralsäuren und Oxalsäure roth wird; weder saure kohlensaure Salze, noch sauer reagirende Metallsalze (Alaun), noch freie Kohlensäure stören die Reaktion, wenn man wirkliches Tropaeolin 00 zur Verwendung nehmen kann. Tropaeolin 000 ist bei Gegenwart von Kohlensäure nicht zu gebrauchen, wohl aber zur Bestimmung freier Alkalien.

Die Zahl der fernerweit zur Verwendung empfohlenen Indikatoren ist noch eine sehr grosse, doch dürfte keiner derselben vor den oben aufgezählten wesentliche Vorzüge besitzen. Welcher Indikator aber auch verwandt wird, stets muss derselbe bei der Kontrole der Normalflüssigkeiten benützt worden sein, ehe er für die Analyse in Benutzung gezogen werden kann. Niemals soll eine Normallösung, welche beispielsweise mit Rosolsäure eingestellt worden ist, ohne weiteres zu Prüfungen verwandt werden, bei denen etwa

Cochenille als Indicator dient.  In welcher Weise durch einen solchen Wechsel der Indikatoren Unrichtigkeiten hervorgebracht werden können, mögen die Ergebnisse folgender Versuche zeigen:

I.  Eine Normalsalzsäure stimmte mit einer frisch bereiteten, kaum merklich kohlensäurehaltigen Kalilauge ganz genau zusammen, wenn der Indikator Phenolphthaleïn war. War der Indikator Rosolsäure, so wurden (bei Verwendung von 20 ccm Säure) jedoch 0,05 ccm, war der Indikator Cochenilletinktur, 0,2 ccm Kalilauge weniger bis zum Hervorrufen der Endreaktion verbraucht.  Diese Differenzen waren nur der in der Kalilauge enthaltenen Kohlensäure zuzuschreiben, denn es trat auch bei Phenolphthaleïn die Reaktion schon bei der richtigen Menge Kalilauge vorübergehend auf, dieselbe verschwand aber wieder; bis zur dauernden Färbung musste man die oben angegebene Menge zusetzen.

II.  1 g Oxalsäure in Wasser gelöst gebrauchte von dieser Kalilauge mit Phenolphthaleïn als Indikator 15,85 ccm KOH $^1/_{1000}$, mit Cochenilletinktur als Indikator 15,70 ccm.

Um nicht zu öfteren Einstellungen mit verschiedenen Indikatoren genöthigt zu sein, gilt es deshalb, denjenigen herauszusuchen, welcher für die meisten Verwendungen geeignet ist, denn einen Indikator, der für alle Sättigungsanalysen gleich gut passt, giebt es nicht.  Bei der Wahl des Indikators kommt 1. in Betracht, ob man auf sauer oder auf alkalisch tirirt, 2., welche Normallauge man benützt, und 3., welche Farbenübergänge man persönlich am besten unterscheiden kann.  Für 1. gilt der Erfahrungssatz, dass es leichter ist, das Auftreten, als das Verschwinden einer Farbe zu beobachten, dass, titrirt man auf sauer, ein Indikator zu wählen ist, der in saurer Lösung, titrirt man auf alkalisch, ein solcher, der in alkalischer Lösung sich färbt.  Für saure Lösungen giebt es viel weniger solche Farbstoffe (Lackmus, Tropaeolin) als für alkalische (Rosolsäure, Phenolphthaleïn, Lackmus, Cochenille).  Für 2. ist zu beachten, dass manche Indikatoren sich gegen kohlensaure und Aetzalkalien verschieden verhalten, Phenolphthaleïn z. B. wird durch letztere roth gefärbt, durch erstere nicht, Normallaugen aus fixen Alkalien aber sind selten ganz frei von Kohlensäure.  Dies kommt wegen der Entwickelung freier Kohlensäure beim Zusammenbringen solcher Lauge mit Säure auch für Lackmus und Rosolsäure in Betracht, da diese durch freie Kohlensäure alterirt werden. Normalammon zieht keine Kohlensäure an, ist aber mit Phenolphthaleïn gar nicht zu verwenden. Für 3. endlich gilt der Erfahrungssatz, dass manche Menschen gewisse Farbenübergänge schwer zu verfolgen vermögen, andere dagegen leicht, es ist ja genugsam bekannt, dass sonst ganz gut Sehende für manche Farben blind sind.

Der vielseitigsten Verwendung fähig sind zweifellos Lackmus und Rosolsäure, bei einzelnen Bestimmungen haben wohl Cochenilletinktur und Phenolphthaleïn Vorzüge vor denselben, bei sehr vielen dagegen haben sie alle Nachtheile und sind bei manchen ganz unbrauchbar.

Demjenigen, welcher in der Wahl seiner Normallösungen und Indikatoren vollständig freie Hand hat, möchte ich empfehlen, als Säure Normalschwefelsäure, als Lauge Normalammoniak, als Indikator Rosolsäure zu wählen und dieselben gegen Oxalsäure, also alkalisch, einzustellen. Alle Sättigungsanalysen kann man zwar mit diesen dreien nicht gleich gut ausführen, aber bei der weitaus grössten Zahl derselben bieten die Genannten grosse Vorzüge.

Mit Normalschwefelsäure kann man bei Zersetzungen von Salzen, welche in der Wärme ausgeführt werden müssen, unbesorgt kochen, ohne ein Verflüchtigen wie bei Salzsäure befürchten zu müssen, wenn schon auch bei letzterer die Gefahr nicht gross ist, sobald verdünnte Lösungen benutzt werden.

Normalammon hat vor Normalnatron und Normalkali den sehr grossen Vorzug, dass er keine Kohlensäure anzieht. Die Eigenschaft der letztgenannten, leicht Kohlensäure anzuziehen, bildet eine Quelle so vielfacher Umständlichkeiten bei der Aufbewahrung und Verwendung derselben, dass dagegen der eine Uebelstand, welchen das Normalammon hat, nicht in der Wärme verwendbar zu sein, kaum in Betracht kommt. Die Flüchtigkeit des Normalammons ist nicht bedeutend, ich kann dies gegenüber anderen Ansichten auf Grund langjähriger Erfahrungen bestimmt behaupten.

Rosolsäure endlich giebt mindestens ebenso scharfe Farbenübergänge als Lackmus, und seine Lösung ist dabei weit einfacher herzustellen als empfindliche Lackmustinktur.

Da aber das Arzneibuch das Vorräthighalten gewisser Normallösungen und Indikatoren vorschreibt, so hat der Apotheker in Bezug auf die Wahl seiner Lösungen mindestens insofern nicht vollständig freie Hand, als er die Lösungen des Arzneibuches vorräthig haben muss und von der Richtigkeit derselben sich doch nur durch öftere Benutzung und Kontrole überzeugen kann.

Da nun mit den Lösungen des Arzneibuches bei Beobachtung der nöthigen Vorsichtsmaassregeln die meisten Sättigungsanalysen zweifellos gut ausgeführt werden können, so dürfte es für die officinellen Prüfungen und gewöhnlichen Untersuchungen nicht nothwendig sein, andere alkalimetrische Flüssigkeiten darzustellen und zu verwenden, als die vorgeschriebenen. Es soll deshalb auch in dem Folgenden auf diese officinellen Flüssigkeiten hauptsächlich Rücksicht genommen werden und nur da, wo dieselben zu Unrichtigkeiten Veranlassung geben können, soll dies bei den einzelnen Operationen erwähnt und sollen andere Vorschläge gemacht werden. Das Arzneibuch giebt über die Bereitung und Prüfung der Maassflüssigkeiten keine speciellen Vorschriften, wie dies von Pharm. Germ. II wenn auch in abgerundeten Zahlen geschah, sondern sagt nur, welchen Gehalt dieselben haben sollen.

Normalsalzsäure. *Acidum hydrochloricum volumetricum.* „36,5 g Chlorwasserstoff in 1 Liter enthaltend."

Normalkalilauge. *Liquor Kali caustici volumetricus.* „56 g Kaliumhydroxyd in 1 Liter enthaltend."

Phenolphthaleïnlösung. *Solutio Phenolphthaleïni.* „1 Theil Phenolphthaleïn wird in 100 Theilen verdünntem Weingeist gelöst. Die Lösung sei farblos."

Cochenille-Tinctur. *Tinctura Coccionellae.* „3 g gepulverte Cochenille, 50 ccm Weingeist und 200 ccm Wasser werden macerirt und filtrirt. Die Lösung sei rothgelb. Dieser Farbstoff dient als Indikator bei der volumetrischen Bestimmung der Alkalicarbonate."

Die Einstellung der Normalsalzsäure und Normalkalilauge wird am besten erfolgen mit Oxalsäure als Grundlage, so dass alle Operationen alkalisch beendet werden. Die Einstellung gegen kohlensaures Natron ist, wie aus dem betreffenden Abschnitte hervorgehen wird, an sich weit umständlicher, als die gegen Oxalsäure, dann sind die Endreaktionen mit den Indikatoren auf alkalisch weit schärfer als auf sauer, endlich ist die Zahl der bequemer auf alkalisch zu endenden Analysen eine weit grössere (Säuren und kohlensaure Salze). Letztere bestimmt man durch die Restmethode, titrirt man sie auf sauer, so ist sehr viel Zeit erforderlich.

Man wiegt demnach die oben angegebenen Mengen officineller Salzsäure und Kalihydrat ab und stellt unter Beobachtung aller Vorsichtsmaassregeln die Lösungen genau ein. Als Indikator möchte ich hierzu empfehlen, Rosolsäure oder empfindliche Lackmustinktur zu verwenden, nicht den vom Arzneibuch genannten Indikator: Phenolphthaleïn. Dasselbe ist unbrauchbar, sobald die Kalilauge Kohlensäure angezogen hat, dies aber ist kaum zu verhindern. Ich habe früher selbst, und noch in der Abhandlung im Pharm. Kalender 1883 das Phenolphthaleïn empfohlen, ich habe mich aber mittlerweile überzeugt, dass man aus dem eben angeführten Grunde mit demselben sehr leicht unrichtige Resultate erhält, bei Rosolsäure und bei Lackmustinktur stört die Kohlensäure zwar auch, aber nicht so sehr.

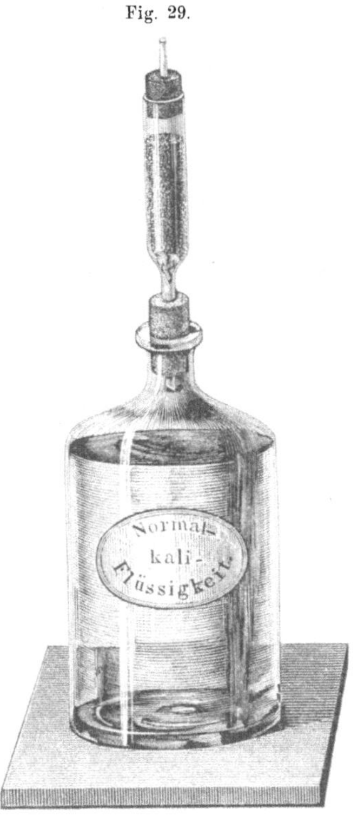

Fig. 29.

Gegen allzuleichtes Eindringen der Kohlensäure muss die Kalilauge geschützt werden, es geschieht dies, wie Fig. 29 angegeben. Durch den Kork der Flasche geht der untere Theil eines Rohrs (Chlorcalciumrohr), welches zunächst Watte enthält und darüber mit einem Gemisch von Glaubersalz und Aetzkalk gefüllt ist. Die Luft kann in solcher Flasche ungehindert cirkuliren, sie wird aber, ehe sie eintritt, von der Kohlensäure befreit, es ist dies besser, als noch so dichte Korke aufzusetzen, denn ganz lässt sich der Zutritt auch durch diese nicht verhindern. Hat die Flasche unten eine Abflussöffnung, so dass sie, um Kalilauge zu entnehmen, gar nicht geöffnet zu werden braucht, so lässt sich die Lauge noch länger kohlensäurefrei erhalten. Aehnliches lässt sich erreichen dadurch, dass der Kork der Kaliflasche zweimal durchbohrt wird und durch die andere Oeffnung ein Heberrohr eingeführt wird.

---

Wirkungswerth der Normalkalilauge, wie jeder Normallauge.

1 ccm Kalilauge (0,056 g Kaliumhydroxyd enthaltend)
$\qquad$ = 1 ccm Normalsalzsäure.

| | | |
|---|---|---|
| 1 „ | „ | = 0,046 g Ameisensäure. |
| 1 „ | „ | = 0,081 g Bromwasserstoffsäure. |
| 1 „ | „ | = 0,0365 g Chlorwasserstoffsäure. |
| 1 „ | „ | = 0,070 g Citronensäure. |
| 1 „ | „ | = 0,060 g Essigsäure. |
| 1 „ | „ | = 0,045 g Oxalsäure. |
| 1 „ | „ | = 0,03266 g Phosphorsäure (indirekt s. S. 55). |
| 1 „ | „ | = 0,063 g Salpetersäure ($NO_3H$). |
| 1 „ | „ | = 0,049 g Schwefelsäure. |
| 1 „ | „ | = 0,075 g Weinsäure. |

---

Wirkungswerth der Normalsalzsäure, wie jeder Normalsäure.

1 ccm Salzsäure (0,0365 g Chlorwasserstoff enthaltend)
$\qquad$ = 1 ccm Normalkalilauge.

| | | |
|---|---|---|
| 1 „ | „ | = 0,017 g Ammoniak. |
| 1 „ | „ | = 0,050 g Calciumcarbonat. |
| 1 „ | „ | = 0,037 g Calciumhydroxyd. |
| 1 „ | „ | = 0,028 g. Calciumoxyd. |
| 1 „ | „ | = 0,069 g Kaliumcarbonat. |
| 1 „ | „ | = 0,056 g Kaliumhydroxyd. |
| 1 „ | „ | = 0,037 g Lithiumcarbonat. |
| 1 „ | „ | = 0,084 g Natriumbicarbonat. |
| 1 „ | „ | = 0,143 g Natriumcarbonat ($Na_2CO_3 + 10H_2O$). |

1 ccm Salzsäure $= 0{,}053$ g Natriumcarbonat (wasserfrei).
1 „ „ $= 0{,}040$ g Natriumhydroxyd.

Zum Schluss sei darauf aufmerksam gemacht, dass man wie bei der quantitativen Analyse überhaupt, so auch bei der Maassanalyse zur Vermeidung späterer Unsicherheiten jede verwandte Menge im Analysenbuch eintragen, nicht sich auf das Gedächtniss verlassen soll. Es kann dies in sehr kurzer Form geschehen; bei etwaigen Reklamationen, Differenzen und dergl. aber hat man den Vortheil, jederzeit dem Gange der Analyse und der Berechnung nachkommen zu können.

Für den Fall einer Titration von Phosphorsäure (S. 55) würden folgende Notizen genügen.

Datum:

Acidum phosphoricum

$3$ g : $25{,}0$ ccm KOH $^1/_{1000}$ $+$ $BaCl_2$ $+$ Rosolsäure (Indikator)

$-$ $2{,}1$ ccm HCl $^1/_{1000}$

$22{,}9$ ccm $\times$ $0{,}03266 = 0{,}747914 = 25{,}0\,^0/_0$.

Auch der Flüssigkeitsstand in der Bürette vor Beginn der Untersuchung darf nicht blos gemerkt, sondern muss notirt werden, wenn auch nicht ins Analysenbuch, so doch auf eine neben dem Bürettenhalter liegende Tafel oder ein Blatt Papier. Es geschieht dies in der Weise, dass man die erste Ablesung so notirt, dass über der betreffenden Zahl noch Raum genug bleibt, um die Ablesung nach Beendigung der Untersuchung darüber notiren und dann subtrahiren zu können. Der Stand in der Säurebürette habe zu Beginn der Untersuchung 0,1 ccm betragen, man notirt:

HCl $^1/_{1000}$ $0{,}10$ ccm,

es wurde titrirt, dann abgelesen 2,2, man schreibt dies darüber:

$2{,}2$ ccm

HCl $^1/_{1000}$ $0{,}1$ ccm

$2{,}1$ ccm.

Wer sich den Flüssigkeitsstand in den Büretten bei Beginn der Untersuchung nicht notirt, ist am Schlusse derselben nur zu oft unsicher, ob er ihn richtig gemerkt hat, und oft muss deshalb allein die Operation wiederholt werden.

# Acidimetrische Sättigungsanalysen, welche das Arzneibuch vorschreibt.

*Acetum.* Soll $6\,^0/_0$ Essigsäure enthalten. 10 ccm desselben müssen 10 ccm KOH $^1/_{1000}$ sättigen.

*Acetum pyrolignosum crudum* soll mindestens $6\,^0/_0$ Essigsäure enthalten, 10 ccm dürfen, nach Zusatz von 10 ccm KOH $^1/_{1000}$, nicht alkalisch reagiren.

*Acetum pyrolignosum rectificatum* (Nachtrag zum Arzneibuch) soll mindestens $5\,^0/_0$ Essigsäure enthalten, 10 ccm müssen mindestens 8,3 ccm KOH $^1/_{1000}$ zur Sättigung erfordern.*)

*Acetum Scillae.* 10 ccm müssen zur Sättigung 8,3—8,5 ccm KOH $^1/_{1000}$ erfordern, der Meerzwiebelessig demnach 4,98 bis $5,1\,^0/_0$ Essigsäure enthalten.

*Acidum aceticum* soll mindestens $96,0\,^0/_0$ Essigsäure enthalten. 5 ccm einer Mischung aus 1 Theil Säure und 9 Theilen Wasser sollen mindestens 8 ccm KOH $^1/_{1000}$ sättigen.

*Acidum aceticum dilutum* soll $30\,^0/_0$ Essigsäure enthalten, 5 ccm derselben 26 ccm KOH $^1/_{1000}$ sättigen.

Diese 6 Titrationen zur Ermittelung des Essigsäuregehaltes sind sehr einfach auszuführen. Man giebt zu der abgemessenen Säure einen Tropfen Indikatorlösung**) und lässt aus der Bürette Lauge bis zur deutlichen und (etwaigen Kohlensäure-Gehaltes der Lauge wegen) dauernden Endreaktion zufliessen. Um die Farbenveränderung im rohen Holzessig erkennen zu können, muss man denselben mit Wasser verdünnen, auch von dem Indikator etwas mehr zusetzen als gewöhnlich, da die braune Farbe die Beurtheilung der Endreaktion etwas erschwert; es ist deshalb in diesem Falle ebenso sicher, wenn man die Bestimmung als Tüpfelanalyse zu Ende führt. Man nimmt nach jedesmaligem Zusatz der Lauge mit einem dünnen Glasstab einen Tropfen heraus,

---

*) Probe auf Empyreuma: „Wird 1 ccm gereinigter Holzessig mit 9 ccm Wasser und darauf mit 30 ccm verdünnter Schwefelsäure gemischt, so muss dieses Gemisch 20 ccm Kaliumpermanganatlösung (1 : 1000) in 5 Minuten vollständig entfärben. (Nachtr. z. D. A.-B.)

**) Cochenilletinktur darf hier nicht verwandt werden.

bringt denselben auf blaues Lackmuspapier und sieht, ob noch Röthung desselben eintritt.

Tüpfelanalysen sind umständlicher und weniger genau als solche, bei denen der Endpunkt direkt in der Flüssigkeit gesehen werden kann, man vermeidet dieselben deshalb nach Thunlichkeit. Bei sehr dunkel gefärbten Untersuchungsobjekten lassen sie sich aber auch in der Alkalimetrie nicht immer vermeiden.

Da sich 1 g Acidum aceticum nicht leicht auch nur annähernd genau abwiegen lässt, so nimmt man zweckmässig eine etwas grössere Menge. Es ist auch nicht nöthig, gerade runde Mengen (1, 2 g) abzuwiegen, man kann eine kleine Quantität in ein tarirtes Bechergläschen bringen, die Menge feststellen und die zuzusetzende Menge Wasser (das neunfache) berechnen. Man wird die Gehaltsbestimmung der Essigsäure zweckmässig mit der Bereitung der verdünnten Essigsäure verbinden.

Essigsäure hat das Aequivalentgewicht 60. Ein jeder Liter Normallauge entspricht demnach 60 g Essigsäure, ein Kubikcentimeter dem eintausendsten Theile, 0,060 g, derselben.

Beispiele:

10 ccm Essig gebrauchten zur Sättigung 10 ccm KOH $^1/_{1000}$, 1 ccm KOH $^1/_{1000}$ ist $= 0,060$ g Essigsäure, 10 ccm demnach $= 0,60$ g. In 10 ccm Essig sind 0,60 g Essigsäure, in 100 ccm ($= 100$ g*) demnach 6 g oder $6,0\,^0/_0$.

10 ccm Essig gebrauchten 11,2 ccm Lauge

$$0,060 \times 11,2 = 0,672 = 6,72\,^0/_0 \text{ Essigsäure.}$$

10 ccm Acetum Scillae gebrauchten 8,5 ccm Lauge

$$0,060 \times 8,5 = 0,51 = 5,1\,^0/_0 \text{ Essigsäure.}$$

5 ccm einer Mischung von 0,9 g Essigsäure und 8,1 g Wasser brauchten zur Sättigung 7,5 ccm Normallauge

$$0,060 \times 7,5 = 0,45 \text{ g Essigsäure.}$$

Sind in 5 ccm 0,45 g, so sind in 100 ccm 9 g Essigsäure; da die Essigsäure vor der Prüfung 1 : 10 verdünnt worden

---

*) Bei Essig und Acetum Scillae kann man, ohne einen nennenswerthen Fehler zu begehen, ccm $=$ g setzen, da das spec. Gew. dieser beiden Präparate nur wenig über 1,00 beträgt.

war, so enthält die ursprüngliche Substanz $9 \times 10 = 90\,^0/_0$, ist also zu schwach.

*Acidum camphoricum* (Nachtrag zum Arzneibuch); „1 g Kamphersäure soll 10 ccm Normal-Kalilauge sättigen." Das Aequivalent der zweibasischen Kamphersäure $C_{10}H_{16}O_4$ beträgt 200, die Titrationsprobe verlangt ein ganz reines Präparat. Anhaftende Spuren Feuchtigkeit, ebenso grössere Mengen Kamphoronsäure (Aeq. 218) bewirken, dass weniger Kalilauge gebraucht wird.

*Acidum formicicum* soll $24$—$25\,^0/_0$ Ameisensäure enthalten, 5 ccm derselben sollen $28$—$29$ ccm KOH $^1/_{1000}$ sättigen.

5 ccm Ameisensäure wiegen $5,3$—$5,315$ g und erfordern rechnungsmässig $28,8$—$28,885$ ccm KOH $^1/_{1000}$.

Ameisensäure hat das Aequivalent 46.

$0,046 \times 28,8 = 1,325$ für 5 ccm $(= 5,3\,g)$ oder $25\,^0/_0$.

$0,046 \times 28,885 = 1,329$ für 5 ccm $(= 5,315\,g)$ oder $25\,^0/_0$.

*Acidum hydrobromicum* (Nachtrag zum Arzneibuch). „5 ccm Bromwasserstoffsäure sollen $18,7$ ccm Normal-Kalilauge sättigen." 5 ccm wiegen bei dem vorgeschriebenen specifischen Gewichte $(1,208)$ $6,04$ g, dieselben würden rechnungsmässig $18,642$ ccm Normal-Kalilauge verbrauchen, was in $18,7$ abgerundet ist.

Aequivalent der Bromwasserstoffsäure (HBr) $= 81$, der $25\,^0/_0$igen Säure $= 324$; 324 g der $25\,^0/_0$igen Säure sättigen 1 Liter Normal-Kalilauge.

$$324 : 1000 = 6,04 : x.$$

$$x = 18,642.$$

*Acidum hydrochloricum* soll $25\,^0/_0$ Chlorwasserstoffsäure enthalten. 5 ccm sollen $38,5$ ccm Kalilauge zur Sättigung bedürfen. Zu titriren wie Acidum aceticum conc. unter gehöriger Verdünnung. Chlorwasserstoffsäure hat das Aequivalent $36,5$.

$0,0365 \times 38,5 = 1,40525$ für 5 ccm $(= 5,62\,g)$ oder $25,0\,^0/_0$.

*Acidum hydrochloricum crud.* sollte nach Ph. Germ. II. mindestens $29,0\,^0/_0$ HCl enthalten. Gesetzt, man habe 11 g der Säure abgewogen, zu 100 ccm verdünnt, 20 ccm abpipettirt und für diese zur Sättigung verbraucht $17,6$ ccm Kalilauge, so enthielte dieselbe $29,2\,^0/_0$ und würde, da die Ph. Germ. II. nur eine untere Grenze festsetzte, zulässig gewesen sein.

20 ccm der verdünnten Säure gebrauchten 17,6 ccm Normallauge, da jeder Kubikcentimeter der letzteren 0,0365 g HCl entspricht, so ist die Rechnung folgende:

$$0,0365 \times 17,6 = 0,6424 \text{ g HCl}$$

$0,6424 \times 5,0$ (da $^1/_5$ der abgewogenen Menge zur Titration verwendet) $= 3,212$

$$11 \text{ g} : 3,212 \text{ g} = 100 : x = 29,2\,^0/_0.$$

Das Arzneibuch (Ph. Germ. III.) hat rohe Salzsäure gar nicht aufgenommen.

*Acidum hydrochloricum dilutum.* Es ist nur gesagt, dass die verdünnte Salzsäure $12,5\,^0/_0$ Chlorwasserstoffsäure enthalten soll. Die Gehaltsbestimmung erfolgt unter Berücksichtigung der hier schon vorliegenden Verdünnung wie bei Acidum hydrochloricum.

5 ccm ($= 5,305$ g) brauchen 18,2 ccm KOH $^1/_{1000}$, was rund $12,5\,^0$ Säure entspricht.

*Acidum nitricum* soll $25\,^0/_0$ Salpetersäure enthalten, 5 ccm sollen 22,9 ccm Kalilauge sättigen. Das Aequivalent ist 63.

$$0,063 \times 22,9 = 1,4427 \text{ für 5 ccm } (= 5,765 \text{ g)} \text{ oder } 25,0\,^0/_0.$$

*Acidum nitricum crud.* soll mindestens $61\,^0/_0$ enthalten.

*Acidum phosphoricum.* Es ist nur gesagt, dass dieselbe $25\,^0/_0$ Phosphorsäure enthalten müsse.

Man kann deshalb sagen, dass 3 g der officinellen Phosphorsäure 22,9 ccm Normalkalilauge sättigen müssen. Durch einfaches Neutralisiren lässt sich jedoch die Phosphorsäure nicht bestimmen, denn bereits die Verbindung $K_2HPO_4$ reagirt alkalisch, während die Verbindung $KH_2PO_4$ noch sauer reagirt. Sind beide in einer Flüssigkeit vorhanden, so reagirt dieselbe sowohl auf rothes als blaues Lackmuspapier, sie reagirt amphoter. (So reagirt z. B., eben der Phosphate halber, die frische Milch.) Die Phosphorsäure kann deshalb nur indirekt titrimetrisch bestimmt werden. Man fügt zu einer bestimmten Menge Phosphorsäure eine überschüssige Menge Normalkali (z. B. zu 3 g 25 ccm), so dass dieselbe ganz in das neutrale Salz $K_3PO_4$ verwandelt wird, erhitzt, fügt tropfenweise Chlorbaryumlösung zu, bis alle Phosphorsäure als phosphorsauer Baryt gefällt ist, setzt den Indikator zu und titrirt nun mit Säure zurück bis zum Eintritt der sauren Endreaktion. Die Zahl der verbrauchten Kubikcentimeter Säure zieht man von der Zahl der erst zugesetzten Kubikcentimeter Kalilauge ab, was von letzteren übrig, ist für Phosphorsäure verbraucht worden. Für Phosphorsäure allerdings nur indirekt, denn zuletzt ist das Kali an die aus dem Chlorbaryum stammende Salzsäure gebunden worden.

Waren auf 3 g Phosphorsäure 25 ccm KOH $^1/_{1000}$ zugesetzt und zur Rücktitration 2,1 ccm HCl $^1/_{1000}$ verbraucht worden, so verbleiben für Phosphorsäure 22,9 ccm. Das Molekulargewicht der Phosphorsäure ist 98, da dieselbe eine dreibasische Säure ist, so beträgt ihr Aequivalentgewicht $^1/_3$ hiervon, also eine mit wenig Zahlen nicht ganz ausdrückbare Grösse, doch macht man nur einen sehr kleinen Fehler, wenn man sagt, das Aequivalent sei 32,66.

$$0,03266 \times 22,9 = 0,747914 \text{ für 3 g oder rund } 25\,^0/_0.\text{*)}$$

*Acidum sulfuricum* soll 94—98 $^0/_0$ Schwefelsäure enthalten.

*Acidum sulfuricum crudum* soll mindestens 91 $^0/_0$ enthalten.

Von beiden Säuren wird man sich Lösungen anfertigen müssen, von denen man zur Titration aliquote Theile entnimmt. In kleineren Quantitäten können diese Säuren ihrer hygroskopischen Eigenschaften halber nicht genau abgewogen werden. Das Aequivalent der Schwefelsäure ist 49. 10 ccm einer Lösung, die 10 g Schwefelsäure in 100 ccm enthält, müssen zur Sättigung etwa 20 ccm Kalilauge verbrauchen.

$$0,049 \times 20,0 = 0,98 \text{ für 1 g oder } 98\,^0/_0.$$
$$0,049 \times 19,0 = 0,931 \text{ für 1 g oder } 93,1\,^0/_0.$$

*Adeps suillus.* „Werden 10 g Schweineschmalz in 10 ccm Chloroform gelöst, 10 ccm Weingeist und 1 Tropfen Phenolphthaleïnlösung hinzugefügt, so muss die weingeistige Lösung, nach Zusatz von 0,2 ccm Normal-Kalilauge und nach kräftigem Schütteln, roth gefärbt erscheinen." Durch diese Prüfungsmethode ist die Säurezahl des Fettes auf nur wenig mehr begrenzt, als sie dem frischen Fette naturgemäss zukommt; bei längerer Aufbewahrung tritt freiwillige Zersetzung des

---

*) Ueber eine während des Druckes im Laboratorium des Verfassers ermittelte Methode zur direkten Titration der Phosphorsäure siehe am Ende des Anhanges, S. 156.

Fettes ein, Fettsäure wird frei und die Säurezahl steigt, so dass bei Ausführung obiger Probe des Arzneibuches mit 0,2 ccm KOH $^1/_{1000}$ eine farblose Mischung erhalten würde, bez. bis zur Röthung mehr Lauge zugesetzt werden müsste.

*Aluminium sulfuricum.**) „1 g muss mit 10 ccm Wasser eine farblose Lösung geben und nach Zusatz von 1,2 g Baryumchlorid und einigen Tropfen Phenolphthaleïnlösung 8,3—8,7 ccm Normal-Kalilauge bis zur dauernden Röthung verbrauchen.“

Diese Bestimmung gründet sich darauf, dass die mit der Thonerde verbundene Säure dem Indikator gegenüber so gut wie im freien Zustande vorhanden ist, es tritt die Röthung des Phenolphthaleïns erst dann ein, wenn die letzte Spur Thonerde gefällt ist, während sie bei Magnesiasalzen, Zinksalzen etc. schon gleich bei Beginn der Reaktion eintritt. Setzt man jedoch zu einer Auflösung von schwefelsaurer Thonerde freies Alkali, so scheidet sich leicht basisch schwefelsaure Thonerde ab, während der Process bei Chloraluminium ganz glatt verläuft. Deshalb liess die Ph. Germ. II. die schwefelsaure Thonerde durch Chlorbaryum zuvor in Chloraluminium verwandeln, der gefällte schwefelsaure Baryt bleibt in der Flüssigkeit, er beeinträchtigt die Reaktion nicht.

Der Process verläuft folgendermaassen:

$$Al_2(SO_4)_3 + 3\,BaCl_2 = Al_2Cl_6 + 3\,BaSO_4$$
$$Al_2Cl_6 + 6\,KOH = Al_2O_3 + 6\,KCl + 3\,H_2O.$$

Das gebildete Chloraluminium ist nur ein Zwischenprodukt, man hat nicht nöthig, erst dieses zu berechnen, sondern kann, wie auch aus der Gleichung ersichtlich, die verbrauchte Kalilauge direkt auf schwefelsaure Thonerde berechnen. Das Aequivalent der letzteren ist 57.

$$\left.\begin{array}{l}0,057 \times 8,3 = 0,4731 \\ 0,057 \times 8,7 = 0,4959\end{array}\right\} = 47,3{-}49,6\,^0/_0 \text{ Aluminiumsulfat.}$$

Da Aluminiumsulfat durch Einwirkung von Schwefelsäure auf Thon oder künstlich dargestellte Thonerde gewonnen wird, so enthält dasselbe leicht noch freie Schwefelsäure,

---

*) Für Aluminium sulfuricum und Liquor Aluminii acetici giebt das Arzneibuch keine maassanalytische Prüfungsmethode an; es haben deshalb hier die Methoden der Ph. Germ. II. Aufnahme gefunden, da sie für diese Art Untersuchungen lehrreich sind.

diese berechnet man nach der obigen Methode mit als neutrales Salz. Deshalb verlangte Ph. Germ. II., welche keine specielle Methode zur Prüfung auf freie Säure gab, dass auf 1 g nicht mehr als 8,7 ccm Lauge verbraucht werden dürfen. Mehr als $49,5-50\,^0/_0$ leichtlösliches, neutrales Salz kann kein Aluminiumsulfat enthalten — der Wassergehalt beträgt nahezu $50\,^0/_0$ —, ein Mehrverbrauch von Kalilauge würde deshalb auf das Vorhandensein grösserer Mengen freier Schwefelsäure deuten, geringe Mengen können durch dieses Verfahren nicht gefunden werden. Um diese zu bestimmen, muss mit Tropaeolin 00 titrirt werden, da dieses nur von freier Säure, nicht von sauer reagirenden Salzen verändert wird.

*Balsamum Copaivae.* „Zu 1 g Copaivabalsam, gelöst in 10 ccm absolutem Alkohol, setze man 10 Tropfen Phenolphthaleïnlösung und lasse Normal-Kalilauge, verdünnt mit 3 Raumtheilen absolutem Alkohol, zufliessen, bis die Flüssigkeit eben beginnt, roth zu werden. Nachdem die Anzahl der hierzu verbrauchten Kubikcentimeter Lauge festgestellt ist, setze man von letzterer noch 20 ccm zu, erwärme die gesammte Flüssigkeit während einer Viertelstunde auf dem Wasserbade und bestimme durch Zurücktitriren mit Normal-Salzsäure, ob ein Theil der nachträglich zugegebenen 20 ccm Lauge von dem erwärmten Balsam gebunden worden ist. Dieses darf höchstens in sehr geringem Betrage der Fall sein; die bis zum Verschwinden der Rothfärbung erforderliche Menge Salzsäure muss ganz oder doch nahezu die gleiche sein, wie diejenige, welche von 20 ccm der genannten Lauge für sich beansprucht wird.“

Durch den Zusatz der Kalilauge in alkoholischer Lösung wird die freie Säure (Harzsäure) des Copaivabalsams neutralisirt — der Alkohol dient nur als Lösungsmittel. Würde nach dem Zusatz einer weiteren Menge Kalilauge und Erwärmen der Mischung abermals ein Theil der Lauge gebunden, so bedeutet das einen Gehalt des Copaivabalsams an Estern. Maracaibo- sowie Para-Copaivabalsam enthalten keine esterartigen Verbindungen, wohl aber der ostindische Copaivabalsam, dessen Esterzahl 10,3—11,2 beträgt (d. h. zur Zersetzung der in 1 g enthaltenen esterartigen Bestandtheile sind 10,3—11,2 mg Aetzkali erforderlich). Uebrigens gestattet das

Arzneibuch, dass eine Bindung von Kalilauge in der Wärme „in sehr geringem Betrage" stattfindet; wie gross die zulässige Menge sein darf, ist nicht angegeben. Diese Bestimmungsmethode ist durch den Nachtrag zum Arzneibuch zur Streichung gekommen.

(Ueber Säurezahl, Esterzahl, Verseifungszahl vergleiche den Anhang.)

*Liquor Aluminii acetici.**) „10 g mit 20 ccm Wasser und einigen Tropfen Phenolphthaleïn vermischt dürfen nicht weniger als 9,2—9,8 ccm Normalkalilauge bis zur Röthung verbrauchen, auch muss dieselbe Menge des Präparates 0,25—0,30 g $Al_2O_3$ bei der Fällung mit Ammoniak liefern, was einem Gehalte von $7,5-8,0\,{}^0/_0$ basischem Aluminiumacetat entspricht." Um zu verhindern, dass etwa vorhandene freie Essigsäure als basisches Salz mit bestimmt wird, lässt die Pharmakopöe neben der Titration hier noch die Thonerdefällung vornehmen; bei der erlaubten bedeutenden Schwankung des Gehaltes an Thonerde kann der Gehalt an freier Essigsäure trotzdem ein grosser sein. Der Process bei der Titration ist folgender:

$$Al_2(OH)_2 . (C_2H_3O_2)_4 + 4\,KOH = Al_2(OH)_6 + 4\,C_2H_3O_2K.$$

4 Aeq. Kalilauge binden 4 Aeq. Essigsäure, hierbei werden 4 Aeq. Thonerdehydrat gebildet, mit den schon vorhandenen 2 (da $^2/_3$ essigsaure Thonerde vorliegt!) also 6 Aeq. Die Rechnung ist deshalb folgende: Das Molekulargewicht des basischen Aluminiumacetats 324 dividirt durch $4 = 81$.

$$\left.\begin{array}{l}0,081 \times 9,2 = 0,7452 \\ 0,081 \times 9,8 = 0,7938\end{array}\right\} = 7,45-7,9\,{}^0/_0.$$

Cochenilletinktur darf bei Aluminiumverbindungen als Indikator nicht benutzt werden.

*Mel depuratum.* „10 g gereinigter Honig dürfen nicht mehr als 0,4 ccm Normal-Kalilauge zur Sättigung erfordern." Die im Honig enthaltene freie Säure ist in der Hauptsache Ameisensäure, von der das Arzneibuch im rohen Honig, der zur Darstellung des gereinigten Verwendung findet, eine solche Menge gestattet, dass 10 g nicht mehr als 0,5 ccm KOH $^1/_{1000}$ zur Sättigung bedürfen ($= 0,0230$ g Ameisensäure); dass beim

---

* Siehe die Anmerkung auf S. 57.

gereinigten Honig nur 0,4 ccm KOH $^1/_{1000}$ auf 10 g ($= 0,0184$ g Ameisensäure) gestattet sind, erklärt sich dadurch, dass beim Eindampfen des gereinigten Honigs ein Theil Ameisensäure sich verflüchtigt.

Die vom rohen wie vom gereinigten Honig zur Titrirung zu verwendende Menge von 10 g ist vor dem Zusatze der Kalilauge mit Wasser (etwa 40 g) zu verdünnen.

*Pulpa Tamarindorum depurata.* „Werden 2 g Mus mit 50 ccm heissem Wasser geschüttelt, davon 25 ccm abfiltrirt, so dürfen letztere ($= 1$ g Mus) nicht weniger als 1,2 ccm Normal-Kalilauge zur Sättigung verbrauchen." Der geforderte Säuregehalt auf Weinsäure (zweibasisch; Molekulargewicht $= 150$, Aequivalent $= 75$) berechnet, ergiebt einen Mindestgehalt von $9\,^0/_0$.

Für das rohe Tamarindenmus ist ein Mindestgehalt an Säure nicht vorgeschrieben.

---

## Alkalimetrische Sättigungsanalysen, welche das Arzneibuch vorschreibt.

*Aqua Calcariae.* „100 ccm Kalkwasser, mit 4 ccm Normalsalzsäure gemischt, dürfen eine saure Flüssigkeit nicht geben."

Die Bestimmung selbst ist sehr einfach, man tingirt die abgemessenen 100 ccm Kalkwasser und lässt 4 ccm Säure zufliessen; die Flüssigkeit muss noch roth gefärbt sein.

Aequivalent des Calciumhydroxyds 37.

$$0,037 \times 4,0 = 0,148 = 0,148\,^0/_0.$$

*Kali causticum fusum.* „10 ccm einer Lösung von 5,6 g des Präparats zu 100 ccm sollen zur Sättigung mindestens 9 ccm Normalsalzsäure bedürfen."

Das Aequivalent des Aetzkalis, KOH, ist 56.

Demnach $0,056 \times 9 = 0,504$ für 0,56 g also $90\,^0/_0$ KOH. Der Rest von $10\,^0/_0$ besteht zum grössten Theil aus Wasser (ca. $8\,^0/_0$), dann Kohlensäure.

Es ist unmöglich, von diesem Präparat, welches sowohl Wasser wie Kohlensäure begierig aus der Luft anzieht, genau 5,6 g abzuwiegen. Es ist dies auch durchaus nicht nöthig, die Vorschrift des Arzneibuches braucht hier nicht wörtlich befolgt zu werden, sie soll nur dazu dienen, anzugeben, in welchem Verhältniss Kalihydrat und Säure einander sättigen sollen. Es sind 5,6 g gewählt worden, weil das Aequivalentgewicht des Kaliumhydroxyds 56 ist; da auch jeder Kubikcentimeter Säure 0,056 KOH entspricht, so ersieht man ohne weitere Rechnung, dass das Kali causticum fusum $90\,^0/_0$ KOH enthalten soll. Die Angaben des Arzneibuches entsprechen hier wirklich dem Geiste der Maassanalyse. Sie hätten in solcher Weise immer gemacht werden sollen, dann würde die zur Sättigung einer bestimmten Gewichtsmenge eines Präparates vorgeschriebene Anzahl Kubikcentimeter Maassflüssigkeit auch immer dem Gehalte genau entsprechen, welchen dieses Präparat nach dem Arzneibuch besitzen soll, was bei einer ganzen Anzahl leider nicht der Fall ist. In besonders auffälliger Weise zeigt sich dies gleich beim nächsten Artikel, Kalium carbonicum. Man wird das Kalihydrat so abwiegen, wie es unten, Seite 66, angegeben ist, beim Auflösen desselben ist zu beachten, dass hierbei Erwärmung eintritt, es darf deshalb die Lösung nicht sogleich zur Marke aufgefüllt werden.

Hatte man statt 5,6 g aufgelöst 5,85 g und für $^1/_{10}$ dieser Menge beim Titriren 9,4 ccm Normalsäure verbraucht, so ist die Rechnung folgende:

$$0,056 \times 9,4 = 0,5264 \text{ für } 0,585 \text{ g oder } 90\,^0/_0$$
$$(\text{genau } 89,999\,^0/_0).$$

*Kalium carbonicum.* „1 g Kaliumcarbonat soll zur Sättigung mindestens 13,7 ccm Normalsalzsäure erfordern." „Es soll in 100 Theilen mindestens 95 Theile Kaliumcarbonat enthalten."

Man könnte die Sättigung so vornehmen, wie Seite 41 unter „Einstellen der Lösungen gegen kohlensaures Natron" angegeben ist.

Diese Bestimmung erfordert aber wegen des allmählichen Zusatzes der Normalsäure und weil nach jedem Zusatze zur Zersetzung der doppeltkohlensauren Salze erhitzt werden muss, ziemlich viel Zeit. Rascher gelangt man zum Ziel, wenn man gleich eine mehr als ausreichende Menge Salzsäure zusetzt, im vorliegenden Falle also etwa 15 ccm, bis zur Beendigung der Kohlensäureentwickelung erhitzt und nun mit Normalkalilauge zurücktitrirt, wenn man also die d i r e k t e Methode in eine sogenannte Restmethode (da man den Rest der nicht gebundenen Säure bestimmt) verwandelt. Man kann dann das mit einem Schälchen oder Uhrgläschen bedeckte Becherglas oder die Kochflasche, in welcher sich das kohlensaure Salz mit der überschüssigen Säure befindet, $^1/_2$ Stunde auf einem Wasserbade erhitzen ohne dabei stehen bleiben zu müssen und kann dann in einem Zuge zurücktitriren.

Waren die Lösungen gegen Oxalsäure, also auf alkalische Endreaktion, eingestellt, so muss die Restmethode angewandt werden. Cochenilletinktur ist bei diesen Titrationen ein sehr geeigneter Indikator, weil sie durch freie Kohlensäure weit weniger beeinflusst wird, als irgend ein anderer Indikator und weil deshalb die Kohlensäure nur zum grössten Theil, nicht auch in den letzten Spuren (wie besonders bei Phenolphthaleïn) entfernt zu werden braucht. Statt durch Erhitzen kann man die Entfernung der Kohlensäure auch bewirken, indem man Luft durch die Flüssigkeit leitet. Man bringt die Pottasche-lösung in eine Kochflasche, fügt Salzsäure zu und setzt sodann mittelst eines Korkes zwei Glasröhren, eine bis auf den Boden und eine bis in den Hals der Flasche reichend, in dieselbe ein. Die kürzere verbindet man mit einem Aspirator und setzt denselben in Thätigkeit. In kurzer Zeit ist die freie Kohlensäure vollständig weggesaugt.

Das Aequivalent des Kaliumcarbonates ist 69.

$$0,069 \times 13,7 = 0,9453 \text{ oder } 94,53\,^0/_0.$$

*Kalium carbonicum crudum.* „1 g Pottasche soll zur Sättigung mindestens 13,0 ccm Normalsalzsäure erfordern." Es soll in 100 Theilen mindestens 90 Theile Kaliumcarbonat enthalten.

$$0,069 \times 13,0 = 0,897 \text{ oder } 89,7\,^0/_0.$$

Bei beiden Präparaten wird sonach, wenn auch je 1 g derselben die von dem Arzneibuch angegebene Menge Normalsalzsäure sättigt, doch nicht der vorgeschriebene Procentgehalt erreicht. Wäre 0,1 ccm mehr zur Sättigung vorgeschrieben worden, so wäre der Procentgehalt wieder überschritten worden, es ergäben sich dann $95,22\,^0/_0$ bei Kalium carbonicum, bezw. $90,39\,^0/_0$ bei Kalium carbonicum crudum.

Bei dieser Titration der Pottaschen neutralisirt man natürlich etwa vorhandenes kohlensaures Natron mit und berechnet dasselbe dann als kohlensaures Kali. Das Arzneibuch giebt deshalb noch besondere Prüfungen auf Natron an. Man kann jedoch durch die Titration eventuell auf einen grösseren Gehalt der Pottasche an Natriumcarbonat aufmerksam gemacht werden. Da Natriumcarbonat ein niedrigeres Aequivalentgewicht hat, als kohlensaures Kali, so gebraucht eine gewisse Menge desselben mehr Säure zur Neutralisation, als eine gleiche Quantität kohlensaures Kali. Neutralisirt deshalb eine Pottasche etwa 1,5—2,0 ccm Normalsäure mehr als das Arzneibuch — welches keine Maximalgrenze setzt — verlangt, so ist dieselbe mindestens stark verdächtig. Eine Pottasche, von welcher 1 g zur Neutralisation 14,5 ccm Normalsäure bedarf, muss 100procentig sein, eine Soda, von welcher 1 g die gleiche Menge Säure bedarf, enthält nur $76,8\,^0/_0$ kohlensaures Natron.

$$0,069 \times 14,5 = 1,0005 \text{ oder } 100\ ^0/_0$$
$$0,053 \times 14,5 = 0,7685\ \text{ „ }\ 76,8\ \text{„}$$
für 1 g.

Beigemischtes Kaliumhydroxyd wird bei der einfachen Titration mit als Kaliumcarbonat gefunden. Um es genau zu bestimmen, versetzt man eine Lösung, welche eine nicht zu geringe Quantität des zu prüfenden Kaliumcarbonats enthält (mindestens 4—6 g) in einem 500 ccm-Kolben mit konc. Chlorbaryumlösung in der Wärme, so lange noch ein Niederschlag entsteht, füllt mit ausgekochtem, destillirten Wasser annähernd zur Marke auf, lässt erkalten, bringt genau zur Marke und lässt absitzen. Sodann filtrirt man rasch in einen 200 oder 250 ccm-Kolben bis zur Marke und titrirt dieses Filtrat. Die verbrauchte Säure mit 2,5 bezw. mit 2 multiplicirt entspricht dem vorhandenen Kaliumhydroxyd, da Kaliumcarbonat mit dem Chlorbaryum unlösliches Baryumcarbonat und Kaliumchlorid, welches neutral reagirt, gegeben hat. Dadurch, dass man den voluminösen Niederschlag des Baryumcarbonats in der Maassflasche nicht mit in Rechnung zieht, sondern ihn als Flüssigkeit mitmisst, entsteht ein Fehler, derselbe ist aber immer noch kleiner als derjenige sein würde, der beim Auswaschen des Niederschlages durch Kohlensäureabsorption entstehen würde.

*Liquor Ammonii caustici.* „5 ccm Ammoniakflüssigkeit sollen zur Sättigung 28—28,2 ccm Normalsalzsäure verbrauchen." „In 100 Theilen 10 Theile Ammoniak enthaltend."

Der Salmiakgeist muss vor dem Titriren verdünnt werden. Phenolphthaleïn darf nicht als Indikator dienen.

Das Aequivalent des Ammoniaks, $NH_3$, ist 17, demnach:

$$0,017 \times 28—28,2 = 0,0476—0,04794$$

für 5 ccm entsprechend 4,8 g oder $9,92—9,999\,^0/_0$.

*Liquor Kali caustici* und *Liquor Natri caustici.* Für diese beiden Präparate hat das Arzneibuch keine maassanalytische Prüfung vorgeschrieben; es sollen jedoch trotzdem hier die nöthigen Zahlen angegeben werden.

Die Kalilauge soll in 100 Theilen nahezu 15 Theile Kaliumhydroxyd enthalten; 5,6 g Kalilauge bedürfen 15 ccm Normalsalzsäure oder 5 g Kalilauge 13,4 ccm Normalsalzsäure zur Sättigung:

$$0,056 \times 15 = 0,84\,g \text{ in } 5,6\,g = 15\,^0/_0$$
$$0,056 \times 13,4 = 0,75\,g \text{ in } 5\,g = 15\,^0/_0.$$

Da von der Kalilauge gesagt ist, sie soll nahezu $15\,^0/_0$ Kaliumhydroxyd enthalten, so wird man auch bei der volumetrischen Bestimmung kleine Abweichungen gestatten.

Die Natronlauge soll ebenfalls nahezu $15\,^0/_0$ Natriumhydroxyd enthalten; es werden also

4 g Natronlauge nahezu 15 ccm Normalsalzsäure und 5 g Natronlauge nahezu 18,75 ccm Normalsalzsäure zur Sättigung bedürfen:

$$0,04 \times 15 = 0,6\,g \text{ in } 4\,g = 15\,^0/_0$$
oder
$$0,04 \times 18,75 = 0,75\,g \text{ in } 5\,g = 15\,^0/_0.$$

*Lithium carbonicum.* „0,5 g des bei $100^0$ getrockneten Salzes dürfen nicht weniger als 13,4 ccm Normalsalzsäure zur Sättigung erfordern."

$Li_2CO_3$ hat das Aequivalent 37, demnach
$$0,037 \times 13,4 = 0,4958 \text{ für } 0,5\,g \text{ oder } 99,16\,^0/_0.$$

*Natrium bicarbonicum.* „Die bei einer $15^0$ nicht übersteigenden Wärme ohne Umschütteln erhaltene Lösung von 1 g Natriumbicarbonat in 20 ccm Wasser darf, auf Zusatz von

3 Tropfen Phenolphthaleïnlösung, nicht sofort geröthet werden; jedenfalls soll eine etwa entstehende schwache Röthung, auf Zusatz von 0,2 ccm Normalsalzsäure, verschwinden.“

Für die Ausführung dieser Probe ist es wichtig, dass die Temperatur von $15^0$ nicht überschritten und jedes Umschütteln, welches zur Austreibung von Kohlensäure durch atmosphärische Luft Anlass geben könnte, vermieden werde.

Das Aequivalent des wasserfreien Natriummonocarbonats beträgt 53: $0,053 \times 0,2 = 0,0106$ g auf $1 \text{ g} = 1^0/_0$; die hieraus entwickelte Kohlensäure wandelt ein zweites Procent Monocarbonat in Bicarbonat um, welches das Phenolphthaleïn nicht mehr roth färbt. Es ist somit auf Grund dieser Probe ein Gehalt von $2^0/_0$ Monocarbonat im Bicarbonat gestattet.

*Natrium carbonicum.* „1 g Natriumcarbonat soll zur Sättigung nicht weniger als 7 ccm Normalsalzsäure erfordern.“ „In 100 Theilen enthält es 37 Theile wasserfreies Natriumcarbonat.“

*Natrium carbonicum siccum.* „1 g entwässertes Natriumcarbonat soll zur Sättigung nicht weniger als 14 ccm Normalsalzsäure erfordern.“

$Na_2CO_3$ hat das Aeq. 53, demnach

$$0,053 \times 7,0 = 0,371 \text{ für } 1 \text{ g oder } 37,1^0/_0$$

bei Natrium carbonicum und

$$0,053 \times 14,0 = 0,742 \text{ für } 1 \text{ g oder } 74,2^0/_0$$

bei Natrium carbonicum siccum.

Hat man ganz durchsichtige, unverwitterte Krystalle von Natrium carbonicum, so wird man etwas weniger Säure gebrauchen, als das Arzneibuch verlangt, denn das Aequivalent der krystallisirten Soda, $Na_2CO_3 + 10H_2O$ ist 143 und

$$0,143 \times 7,0 = 1,001 \text{ für } 1 \text{ g oder } 100,1^0/_0.$$

Da die Sodakrystalle an der Oberfläche aber fast stets einen Anflug verwitterten Salzes besitzen, so kommt obiger kleiner Fehler kaum in Betracht.

Auch bei diesen Salzen ist, wie beim Kaliumcarbonat und wie bei allen Carbonaten, die Restmethode der direkten Titrirung mit Säure weit vorzuziehen.

*Sapo kalinus.* „Werden 10 g Kaliseife in 30 ccm Weingeist gelöst und darauf mit 0,5 ccm Normalsalzsäure versetzt, so darf sich die Lösung auf Zusatz von 1 Tropfen Phenolphthaleïnlösung nicht roth färben." Diese Probe gestattet den Nachweis eines grösseren Ueberschusses von freiem Aetzkali; ein kleiner Ueberschuss von 0,028 g in 10 g, also von $0,28\,\%$ ist gestattet. Das Aequivalent des Aetzkalis ist 56:

$$0,056 \times 0,5 = 0,028\,g \ \text{ für } \ 10\,g \ \text{Seife} = 0,28\,\%.$$

Bei der Analyse aller dieser Präparate (mit Ausnahme von Natrium bicarbonicum und Sapo kalinus) wird man, um ohne grosse Mühe Kontrolanalysen anstellen zu können, am besten etwas grössere Quantitäten der Präparate zu einem bestimmten Volumen auflösen und davon aliquote Theile mit der Pipette entnehmen. Man wägt sich runde Mengen (5 g oder 10 g) ab und löst diese zu 250 ccm oder entsprechend mehr zu 500 ccm auf bei Salzen, welche nicht hygroskopisch sind; bei solchen, welche dies sind (Kaliumhydrat, Kaliumcarbonat), dagegen Mengen, welche nur annähernd diesen Zahlen entsprechen, denn solche Salze wägt man nicht auf einem Uhrglas ab, sondern man wägt das verschlossene Glas $+$ hygroskopisches Salz, schüttet ein Quantum heraus und wägt wieder. Man darf im Interesse der Genauigkeit hier eine umständlichere Rechnung nicht scheuen. Es ist dies ein für alle Analysen sehr zu empfehlendes Verfahren. Man kann eine grössere Menge des Untersuchungsobjektes abwägen, wodurch der Wägefehler gering wird. Man kann dieselben zu einem grösseren Volum auflösen, mit einer grösseren Pipette abmessen und verringert dadurch auch hier die Fehler. Ausserdem geht das Abmessen neuer Mengen weit rascher, als das wiederholte Abwägen und Lösen. Etwa nöthiges Filtriren kann in einer Operation bewirkt werden etc. etc.

Die Gewichtsmengen, welche man so zu einem grösseren Volumen auflöst, müssen, wo es irgend angeht, so gewählt sein, dass die Volumina, welche man zur Analyse abpipettirt, ein verhältnissmässiges, d. h. weder ein zu grosses, noch ein zu kleines Quantum Normalflüssigkeit zur Sättigung gebrauchen, nicht bei der einen Analyse 5 ccm, bei der anderen 50 ccm. Das Arzneibuch hat hierauf keine Rücksicht genommen, seine Vorschriften brauchen aber hierin nicht buchstäblich befolgt zu werden, denn es sind nur Gehaltsnormirungen. Wenn das Arzneibuch sagt, 5 ccm Chlorwasserstoffsäure müssen 38,5 ccm KOH $^1/_{1000}$ sättigen, so will es damit gewiss nicht verlangen, dass nun auch zur Analyse 5 ccm einer so koncentrirten Säure zur Titration benutzt werden sollen, sondern das Arzneibuch hat damit jedenfalls nur den Gehalt normiren und angeben wollen, wie viel eine abgerundete Menge Chlorwasserstoffsäure zur Sättigung bedarf. Besser wäre es freilich gewesen, diese Gehaltsnormirungen in Beziehung zum Aequivalentgewicht zu bringen, sie hätten sich dann sofort als solche charakterisirt.

Es soll, wo es angeht, zur Titration ein solches Quantum benutzt werden, dass es nicht nothwendig ist, die Bürette mehr als einmal zu füllen. Da die Büretten für Normalflüssigkeiten jedenfalls in $^1/_{10}$ getheilt sein müssen und deshalb im höchsten Falle 20—25 ccm fassen können, so ergiebt sich hiernach je nach dem Aequivalentgewicht und dem Gehalte der betreffenden Substanz die anzuwendende Menge von selbst. Zum Abmessen der Flüssigkeiten, welche auf einmal verbraucht oder zugesetzt werden (Säure bei Analyse der kohlensauren Salze) benutzt man thunlichst Vollpipetten, ihre Handhabung ist bequem, das Abmessen leicht und genau.

Es soll aber auch nicht zu wenig Substanz zur Analyse gezogen werden, damit die unumgänglichen Fehler nicht zu sehr ins Gewicht fallen. Es gilt hier dasselbe, was S. 20 unter „Waage" über den Wägefehler gesagt ist. Nimmt man 0,2 g Pottasche zur Untersuchung und macht man beim Titriren derselben einen Fehler von 0,02 ccm (eine Menge, die beim Ablesen kaum geschätzt werden kann), so beträgt der Fehler, auf die verwandte Menge berechnet, 0,69 $^0/_0$, bei Verwendung von 2 g aber beträgt derselbe Fehler nur 0,069 $^0/_0$. Nimmt man aber gar zu viel Substanz, so erschwert man sich das Arbeiten unnütz, abgesehen vom Materialverbrauch.

Es sind ferner hierbei auch die Aequivalentgewichte zu berücksichtigen; von einer Verbindung, welche ein hohes Aequivalentgewicht besitzt, ist mehr zu nehmen, als von einer solchen mit niedrigem. 100 ccm Normalsäure entsprechen 6,9 g Kaliumcarbonat, aber nur 1,7 g Ammoniak.

5*

# Oxydations- und Reduktions-Analysen.

Oxydations- und Reduktionsanalysen werden diejenigen maassanalytischen Bestimmungen genannt, welche darauf beruhen, dass viele Verbindungen, die leicht Sauerstoff aufnehmen, andere Verbindungen, welche denselben leicht abgeben, reduciren, so dass also bei jeder solchen Analyse eine Oxydation und eine Reduktion vor sich geht. Ist nun entweder der Gehalt der oxydirenden, oder der Gehalt der reducirenden Flüssigkeit bekannt, so kann aus der verbrauchten Menge derselben die Menge der oxydirten oder der reducirten Verbindung leicht berechnet werden.

Die Zahl der Maassflüssigkeiten, welche bei diesen Analysen benützt werden können, wie die Zahl der Verbindungen, welche durch dieselben bestimmt werden können, ist eine sehr grosse. Die Pharmacopoea Germanica II. hatte die Methoden, welche auf der Oxydation durch Kaliumpermanganát, diejenigen, welche auf der Oxydation durch Jodlösung und Reduktion durch unterschwefligsaures Natron, und diejenigen, welche auf der Oxydation durch Jodlösung und Reduktion durch arsenige Säure beruhen, aufgenommen, das Arzneibuch (III.) hat die erstgenannte Methode jedoch gar nicht aufgenommen.

Diese Methoden gehören zu den schärfsten, welche die analytische Chemie überhaupt besitzt. Bei der erstgenannten ist ein Indikator gar nicht nöthig, die letztgenannten bedürften eines solchen eigentlich ebenfalls nicht, doch ist gerade für diese ein Indikator (Stärkelösung) von so ausserordentlicher Empfindlichkeit vorhanden, dass man denselben gewöhnlich benützt.

## a) Methoden, welche auf der Verwendung des Kaliumpermanganats beruhen (Oxydimetrie).

Das übermangansaure Kali giebt unter günstigen Umständen seinen Sauerstoff leicht ab, indem es dabei zu Manganoxydul reducirt wird. Es führt hierbei niedere Oxydationsstufen der Metalle in höhere Oxydationsstufen über und oxydirt eine Anzahl organischer Substanzen zu Kohlensäure. Besonders häufig wird es zur Analyse von Eisenverbindungen benützt, indem dieselben entweder — wenn es Oxydulverbindungen sind — direkt gemessen werden, oder — wenn es Oxydverbindungen sind — mit Hülfe von Zink reducirt, hierauf als Oxydulverbindungen gemessen und daraus als Oxydverbindungen berechnet werden.

Am besten und gleichmässigsten geht die Reduktion in schwefelsaurer Lösung vor sich. Das gebildete Manganoxydul wird hierbei sofort zu schwefelsaurem Mangan gelöst. Ist hierzu nicht genügende Säure vorhanden, so scheiden sich leicht andere Oxydationsstufen des Mangans mit ab, wodurch die Genauigkeit der Analyse beeinträchtigt wird. Auch behindern die dann in der Flüssigkeit umherschwimmenden Flocken das Erkennen der Endreaktion.

*Liquor Kalii permanganici volum.* Kaliumpermanganatlösung. (Pharmacopoea Germanica II.) Chamäleonlösung. „1 g Kaliumpermanganat zum Liter in Wasser gelöst. — 0,1 g reinsten Eisendrahtes muss nach seiner Auflösung in verdünnter Schwefelsäure 56,2 ccm dieser Kaliumpermanganatlösung bis zum Eintritt der rothen Farbe verbrauchen."

Es ist diese Maassflüssigkeit eine empirische (man vergl. die Einleitung).

Da übermangansaures Kalium von organischen Stoffen sehr leicht reducirt wird, so muss man auch das zur Auflösung desselben benützte destillirte Wasser speciell auf flüchtige organische Stoffe prüfen. Man färbt eine Quantität desselben mit Kaliumpermanganat schwach roth und erwärmt. Die Lösung darf nicht entfärbt werden. Am besten benützt man nach *Hager's* Angaben dargestellte Aqua bisdestillata. Es darf deshalb auch das Kaliumpermanganat nicht auf einem Blatt Papier oder dergleichen abgewogen werden, sondern es ist hierzu ein Uhrgläschen zu wählen. Die Lösung geschieht nicht in der Literflasche direkt, sondern in einem anderen Gefässe, von dem man in die Maassflasche abgiesst; da die Farbe der Flüssigkeit ziemlich dunkel wird, vermag man sonst nicht zu erkennen, ob auch die letzte Spur des Salzes in

Lösung gegangen ist. Zur Titerstellung sollte nach der Pharmacopoea Germanica II. reinster Eisendraht dienen, und 0,1 g desselben 56,2 ccm dieser Lösung entsprechen. Da es nicht leicht möglich ist, von einem so schwierig zu zerkleinernden Körper wie Eisendraht eine ganz bestimmte Menge abzuwiegen, so nimmt man ein Stück Eisendraht im ungefähren Gewicht von 0,1 g, stellt dessen Schwere genau fest und berechnet dann, wie viel Kubikcentimeter diese Menge den obigen Anforderungen entsprechend von der Kaliumpermanganatlösung entfärben muss. Der zu verwendende Eisendraht muss reinster weicher, sogenannter Blumendraht und oxydfrei sein. Um letzteres vollkommen zu erreichen, muss der Draht kräftig mit Sand abgerieben werden. Die Lösung des Eisendrahtes hat so zu geschehen, dass sich nur Oxydulsalz bilden kann, da auf der Oxydation desselben zu Oxyd die Reaktion resp. die Entfärbung des Kaliumpermanganates beruht. Denn:

$$2\,KMnO_4 + 10\,FeSO_4 + 8\,H_2SO_4 = 5\,Fe_2(SO_4)_3 + 2\,MnSO_4$$
$$+ K_2SO_4 + 8\,H_2O.$$

Zur Herstellung einer vollständig oxydfreien Eisenoxydullösung erhitzt man nun in einer Kochflasche von 120—150 ccm Inhalt 5 ccm verdünnte Schwefelsäure und 20 ccm Wasser; sobald die Flüssigkeit kurze Zeit gekocht hat und die gebildeten Wasserdämpfe den grössten Theil der Luft verdrängt haben, wirft man den abgewogenen Eisendraht in die Flasche und setzt auf dieselbe einen durchbohrten Kork, der mit einem mässig weiten, zweimal in derselben Richtung rechtwinklig gebogenen Glasrohr versehen ist. Der in dem Korke steckende Schenkel des Glasrohrs schneidet mit dem unteren Ende des Korkes ab, der andere Schenkel ist um 15—20 cm länger. Mit aufgesetztem Kork und Glasrohr erwärmt man weiter, der Wasserdampf und der beim Auflösen des Eisens sich bildende Wasserstoff verdrängen die Luft vollends, und die Bildung von Oxyd wird unmöglich. Ist der Eisendraht vollständig aufgelöst, so taucht man den längeren Schenkel der Glasröhre in ausgekochtes Wasser, das sich in einem Becherglase oder einem Kölbchen in Menge von 80—100 ccm befindet und hört mit dem Erwärmen der Lösung auf (Fig. 30). Durch die bald eintretende Abkühlung der letzteren wird das ausgekochte Wasser nachgesaugt, Luft aber vermag nicht einzutreten.

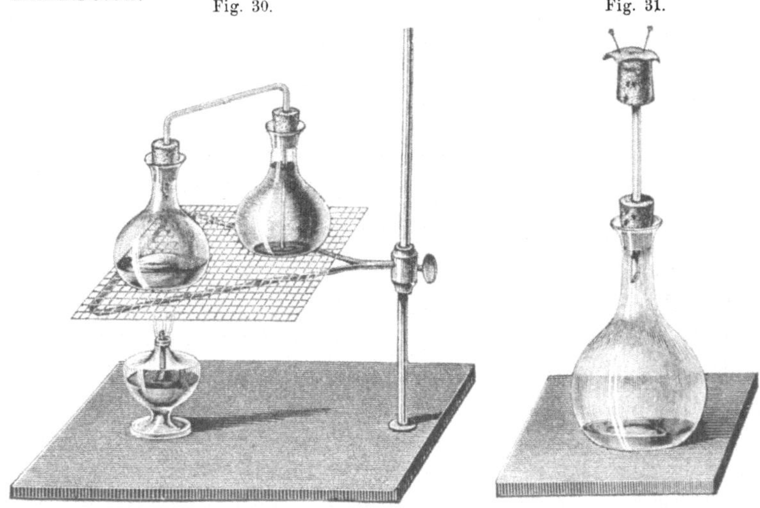

Fig. 30.  Fig. 31.

Statt dieser Vorrichtung, um bei dem Auflösen des Eisens die Luft abzuhalten, kann man sich auch der in Fig. 31 und 32 abgebildeten bedienen. Man muss dann aber etwas mehr, als oben angegeben, Wasser zusetzen, damit die Lösung zum Titriren verdünnt genug sei. Beide Vorrichtungen haben das gemeinsam, dass an denselben mit Hülfe von Kautschuk ein Ventil hergestellt worden ist, welches wohl den beim Erhitzen ausströmenden Wasserdämpfen den Austritt gestattet, der beim Erkalten zuströmenden Luft aber den Eintritt verwehrt. In Fig. 31 geht die Glasröhre durch den oberen Kork hindurch, denselben wenige Millimeter überragend und ist mit einem durch Stecknadeln befestigten Kautschukplättchen bedeckt. Beim Kochen kann der Wasserdampf unter dem Kautschuk austreten, sobald aber abgekühlt wird, drückt die Luft die Kautschukplatte fest auf die Glasröhre

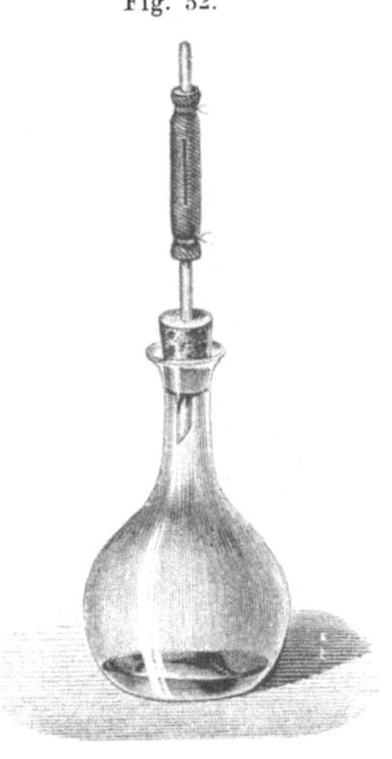

Fig. 32.

und bewirkt dadurch einen hermetischen Verschluss.  In Fig. 32
hat eine Wandung der Kautschukröhre, welche oben mit einem
Stückchen Glasstab verschlossen ist, einen scharfen Schnitt
mit einem feinen Messer erhalten.  Da derselbe von aussen
erfolgt ist, so werden die Ränder auch durch Druck von aussen
fest zusammengepresst, während sie auf Druck von innen sich
öffnen.  Es kann also auch hier Wasserdampf aus-, aber keine
Luft eintreten.

Ist die nun verdünnte Eisenlösung abgekühlt, so lässt
man zu derselben aus einer grösseren in $^2/_{10}$ getheilten Glas-
hahnbürette oder Giess- oder Blasebürette die Chamäleonlösung
zufliessen.  Man hält hierbei die Kochflasche mit der Eisenlösung, welche fleissig umzuschwenken ist, über ein Blatt
weisses Papier, so dass man die bleibende Rosafärbung, welche
das Ende der Titration anzeigt, leicht bemerkt.  Erst verschwindet die rothe Farbe des Chamäleons beim Eintritt in
die Flüssigkeit sofort, später erst beim Umschwenken, man
setzt dann nur noch tropfenweise zu, endlich bleibt dieselbe
bestehen.  Sobald die rothe Farbe sich nur eine Minute lang
hält, ist die Titration beendet, beim längeren Stehen der
offenen Flasche bleicht sie, vielleicht durch in der Luft
schwebende organische Substanzen, stets wieder aus.

Aus der oben mitgetheilten Formel ist ersichtlich, dass
$2\,KMnO_4$ vermögen $10\,FeSO_4$ höher zu oxydiren oder unter
Zugrundelegung der Aequivalentgewichte, dass 157,1 Theile
Kaliumpermanganat entsprechen 280 Theilen metallischem
Eisen.  Die Ph. Germ. II. verlangte, 0,1 g metallisches Eisen
entspreche 56,2 ccm einer Kaliumpermanganatlösung, welche
im Liter 1 g dieses Salzes enthält oder in 56,2 ccm 0,0562.
Man hat zur Berechnung, welche, da nicht mit Normallösungen
gearbeitet wurde, keine einfache Multiplikation darstellt, deshalb anzusetzen

$$157,1 : 280 = 0,0562 : x, \text{ d. i. } = 0,10016 \text{ oder } 100,16\,^0/_0.$$

Eine solche Menge zu verlangen, wäre nicht möglich, die
Ph. Germ. II. hatte also jedenfalls als Aequivalentgewicht des
Mangans 55 angenommen, wie es früher angesehen wurde,
während dasselbe nach den Ergebnissen der neueren Forsch-
ungen gleich 54 ist.  Man hatte deshalb also auch das Aequi-

valentgewicht des Kaliumpermanganats um 1 zu erhöhen und anzusetzen.

$$158{,}1 : 280 = 0{,}0562 : x, \quad d.\ i. = 0{,}09953 = 99{,}53\,^0/_0.$$

Mehr als 99,5 bis 99,6$^0/_0$ reines Eisen wird auch bester Blumendraht selten enthalten, des nie fehlenden Kohlenstoffs wegen, den man auch beim Auflösen des Drahtes, in feinen Flocken in der Flüssigkeit umherschwimmend, bemerken wird. Es ist durch eine ziemliche Anzahl Versuche festgestellt, dass 99,6 der Durchschnittsgehalt des Blumendrahtes an Fe ist.

Es ist freilich schlimm, dass man die Kaliumpermanganatlösung mit Hülfe einer Substanz prüfen soll, deren verhältnissmässige Reinheit man wieder nur mit der Permanganatlösung kontroliren kann. Wurde deshalb, wenn man nach der Vorschrift der Ph. Germ. II. arbeitete, nicht die vorschriftsmässige Anzahl von Kubikcentimetern verbraucht, so blieb man ungewiss, ob man der Kaliumpermanganat- oder der Eisenlösung die Schuld beizumessen habe, hierzu kommt, dass von dem Eisendraht eine so kleine Quantität abzuwiegen ist, dass ein Irrthum von $^1/_2$ mg bereits 0,5$^0/_0$ ausmacht.

Man kann aber nun die Lösung des übermangansauren Kaliums auch noch mit anderen Verbindungen kontroliren, welche leicht chemisch rein zu erlangen sind und von denen, ihres grösseren Aequivalentgewichtes wegen, auch grössere Mengen abzuwiegen sind. Es sind diese Verbindungen das schwefelsaure Eisenoxydul-Ammoniak und die Oxalsäure.

Das erstere Salz enthält genau $^1/_7$ seines Gewichtes an metallischem Eisen, man hat also von demselben 0,7 g abzuwiegen, um eine Lösung von demselben Gehalte wie die von 0,1 g Eisen zu bekommen. Man muss das Salz prüfen, ob es frei von Oxyd ist. Die Formel desselben ist $Fe(NH_4)_2\,2SO_4 + 6H_2O$.

Die Auflösung desselben kann ohne Weiteres im Becherglase bewirkt werden, selbstverständlich darf die Lösung aber nicht längere Zeit an der Luft stehen, sonst tritt Oxydation ein.

Ebenso gut wie mit diesem Salze kann die Kaliumpermanganatlösung mit Oxalsäure gemessen werden, und da diese ohnehin zu den Sättigungsanalysen gebraucht wird, so ist es vielleicht vorzuziehen, diese zu wählen, um nicht noch eine weitere Ursubstanz haben zu müssen, deren Reinheitsprüfung ja stets mit grösster Sorgfalt zu bewerkstelligen ist. Man gebraucht von der Oxalsäure an absolutem Gewicht zwar nicht viel mehr als von metallischem Eisen, hat aber den Vortheil, dass man eine grössere Menge zu einem bestimmten Volum auflösen und davon entsprechende Theile abmessen kann, da diese Lösung an der Luft nicht verändert wird. Auch ist das Auflösen selbst einfach, nicht mit den Schwierigkeiten verknüpft, wie das des Eisens.

Der Vorgang, welcher zu Grunde liegt, ist folgender:

$$2\,KMnO_4 + 5\,C_2H_2O_4 + 3\,H_2SO_4 = 10\,CO_2 + 2\,MnSO_4 + K_2SO_4.$$

2 Aeq. Kaliumpermanganat vermögen also 10 Aeq. Oxalsäure höher zu oxydiren. 1 Aeq. demnach 5 Aeq. Da das Aequivalentgewicht der (krystallisirten) Oxalsäure 63 ist, so vermögen also $158{,}1\,g\ KMnO_4$ (man vergleiche oben die Berechnung) 315 g Oxalsäure zu oxydiren, während sie nur 280 g metallischen Eisens, das in Oxydulsalz verwandelt wurde, höher zu oxydiren vermögen. Will man die Menge Oxalsäure, welche statt des metallischen Eisens gebraucht wird, berechnen, so hat man anzusetzen

$$280 : 315 = 0{,}1 : x = 0{,}1125 \text{ g Oxalsäure.}$$

Zweckmässig wird man sich 1,125 g Oxalsäure zu 500 ccm lösen und hiervon zu jeder Titration 50 ccm abpipettiren.

Bei der Titration selbst müssen zu diesen 50 ccm 5 ccm verdünnte Schwefelsäure gesetzt und das Ganze vor dem Zufliessenlassen der Chamäleonlösung erhitzt werden, da die Reaktion nur in der Wärme rasch vor sich geht. Auch hier ist übrigens zu beachten, dass beim Zusatze der ersten Tropfen Chamäleonlösung die Röthung langsamer verschwindet als später, wenn die Reaktion im Gange ist. Die schwache Rothfärbung, welche zuletzt auftritt, ist ebenso scharf, wie bei der Verwendung von Eisenlösung, wahrzunehmen.

Die Aufbewahrung der Kaliumpermanganatlösung geschieht am besten in Flaschen, welche nach Art der Spritzflaschen eingerichtet und vor Licht geschützt sind. Es kann dann niemals Staub in dieselben fallen. Um etwas Lösung zu entnehmen, bläst man dann einfach am Blaserohre dieser

Flasche. Während der Aufbewahrung zieht man kurze Stückchen Kautschukrohr, deren eines Ende mit einem Glasstab verschlossen ist, über die Röhren der Flasche. Trotz sorgfältiger Aufbewahrung wird sich aber eine so schwache Kaliumpermanganatlösung nicht lange halten, da diese Lösung um so leichter sich zersetzt, je schwächer dieselbe ist. Es ist deshalb zu empfehlen die Kaliumpermanganatlösung in der drei- bis vierfachen Stärke darzustellen und aufzubewahren. Dieselbe kann zum Titriren entsprechend verdünnt werden, doch lässt sich bei einiger Aufmerksamkeit ganz gut direkt mit derselben arbeiten. Dem Ablesen in der Bürette hat man bei so dunkel gefärbten, kaum durchsichtigen Flüssigkeiten besondere Aufmerksamkeit zuzuwenden; man muss den oberen Rand der Flüssigkeitsoberfläche als Grenze annehmen, da die untere Wölbung nicht sicher zu erkennen ist.

## Oxydimetrische Analysen der Pharm. German. II.

*Ferrum pulveratum* (Ph. Germ. II.) „0,1 g in 5 g Acidum sulfuricum dilutum bei Abschluss der Luft gelöst, müssen mindestens 55,5 ccm Kaliumpermanganatlösung bis zur Oxydation gebrauchen." Das Eisenpulver soll hiernach mindestens $98,3\,^0/_0$ Fe enthalten.

$$158,1 : 280 = 0,0555 : x. \quad x = 0,0983 \text{ oder } 98,3\,^0/_0.$$

Die Auflösung des Eisenpulvers und die weitere Behandlung dieser Lösung geschieht genau, wie oben für Eisendraht angegeben. Das Arzneibuch lässt das Eisenpulver, wie überhaupt eine Anzahl Eisenpräparate, in anderer Weise prüfen (s. S. 84).

*Ferrum reductum* (Ph. Germ. II.) „0,3 g werden mit 50 g Quecksilberchloridlösung $(1 = 20)$ unter Ausschluss der Luft während einer Stunde im Wasserbade digerirt, nach dem Erkalten mit Wasser zu 100 ccm aufgefüllt, gemischt und zum Absetzen bei Seite gestellt. 25 ccm der klaren Flüssigkeit dürfen nicht weniger als 38 ccm der volumetrischen Kaliumpermanganatlösung zur Oxydation verbrauchen. Dies entspricht $89,75\,^0/_0$ metallischem Eisen."

Ferrum hydrogenio reductum darf eine gewisse Menge Eisenoxyduloxyd und Eisenoxyd enthalten, dieselbe soll jedoch $10\,^0/_0$ nicht übersteigen. Würde man das Präparat direkt in

Säure lösen, so würden die Sauerstoffverbindungen mit gelöst und dementsprechend mit titrirt werden. Es ist deshalb nöthig, eine Flüssigkeit anzuwenden, welche nur das metallische Eisen löst; eine solche ist die Quecksilberchloridlösung. Dieselbe löst metallisches Eisen, indem sie dasselbe in Eisenchlorür verwandelt, auf, unter Bildung von Quecksilberchlorür und metallischem Quecksilber.

Da sich das Eisenchlorür an der Luft leicht höher oxydirt, so muss auch hier beim Auflösen die Luft möglichst abgeschlossen werden. Hat man einen Apparat zur stetigen Entwickelung von Kohlensäure zur Hand, so treibt man durch Kohlensäure die Luft aus und leitet auch während des Auflösens einen langsamen Strom von Kohlensäure durch die Flüssigkeit. Man kann aber ebenso gut einen der Verschlüsse wählen, welche in Fig. 31 und 32 abgebildet sind.

Man verfährt dann folgendermaassen: Man bringt die (am besten frisch bereitete) Quecksilberchloridlösung sammt dem Eisen in ein 100 ccm-Kölbchen, setzt den Verschluss auf und erwärmt unter Umschwenken auf dem Wasserbade. Die dunkle Farbe des in der Flüssigkeit suspendirten Pulvers wird nach und nach blasser, bis endlich nur noch ein schmutzig grauer Niederschlag bleibt und die Reaktion beendet ist. Man lernt diesen Zeitpunkt nach kurzer Uebung leicht genau festzustellen. Dann lässt man erkalten, entfernt den Kork, füllt zur Marke auf und lässt absetzen, wobei man das Kölbchen wieder verschliesst. Nachdem man sich an einer kleinen Quantität der klaren überstehenden Flüssigkeit durch Rhodankalium überzeugt hat, dass kein Oxyd mehr vorhanden ist, werden 25 ccm derselben zur Titration abpipettirt, mit 5 ccm verdünnter Schwefelsäure sauer gemacht und mit übermangansaurem Kali titrirt. Es sollen 38 ccm derselben verbraucht werden, für 0,3 Ferrum reductum demnach 152 ccm.

$$158,1 : 280 = 0,152 : x = 0,2692 \text{ oder } 89.7\,^0/_0 \text{ für } 0.3 \text{ g.}$$

Die zur Lösung des metallischen Eisens dienende Quecksilberchloridlösung soll vollkommen klar und nicht vom Licht zersetzt sein, da sie sonst freie Säure enthält, welche auf die im Ferrum reductum befindlichen Oxyde des Eisens lösend einwirken und dadurch zu unrichtigen Resultaten Veranlassung geben kann.

Sollten sich in der vom Quecksilber- und Quecksilber-chlorürniederschlage abpipettirten Flüssigkeit einmal durch zu langes Stehen Flocken von Eisenoxyd abscheiden, bevor titrirt werden konnte, so kann das Eisenoxyd durch eisenfreies Zink und Schwefelsäure reducirt werden, obschon dann am besten die Operation ganz wiederholt wird.

Die Methode des Arzneibuches zur Prüfung des Ferrum reductum ist Seite 84 beschrieben.

*Ferrum sulfuricum* (Ph. Germ. II.) „0,5 g in 20 g ver-dünnter Schwefelsäure und 150 ccm Wasser gelöst, müssen 56—57 ccm der volumetrischen Kaliumpermanganatlösung zur Oxydation verbrauchen.“

*Ferrum sulfuricum siccum* (Ph. Germ. II.) „0,3 g in 20 g verdünnter Schwefelsäure und 150 ccm Wasser gelöst, müssen 51,5—52,5 ccm der Kaliumpermanganatlösung zur Oxydation verbrauchen.“

Beide Titrationen sind sehr einfach auszuführen. Man bringt die abgewogenen Mengen der Präparate zu den in Kölbchen befindlichen Flüssigkeiten, löst durch Umschwenken und misst mit Kaliumpermanganatlösung.

Die Berechnung geschieht nach dem oben mitgetheilten Ansatze auf metallisches Eisen oder auch gleich auf den ent-sprechenden Eisenvitriol (mit 7 oder mit 1 Aeq. Krystallwasser).

Bei Ferrum sulfuricum purum

$$158,1 : 280 = 0,056 \text{ bis } 0,057 : x.$$

$$x = 0,09917 \text{ bis } 0,1009 \text{ g oder } 19,83 \text{ bis } 20,18\,^0/_0 \text{ Fe.}$$

oder

$$158,1 : 1390 = 0,056 \text{ bis } 0,057 : x.$$

$$(FeSO_4 + 7H_2O)\ x = 0,4923 \text{ bis } 0,5011 \text{ g oder } 98,46 \text{ bis } 100,22\,^0/_0$$
$$FeSO_4 + 7H_2O.$$

Das Präparat darf also unter Umständen in geringem Maasse verwittert sein.

Bei Ferrum sulfuricum siccum ersieht man auf ähnliche Weise, dass $92,05 - 94,05\,^0/_0\ FeSO_4 + H_2O$ verlangt wurden.

Das Arzneibuch lässt Ferrum sulfuricum und Ferrum sul-furicum siccum gar nicht auf Eisengehalt prüfen; erst der Nachtrag zum Arzneibuch schreibt für letztgenanntes Präparat eine jodometrische Prüfung vor (s. Seite 85).

Man kann, wie schon oben angedeutet, durch Kaliumpermanganat auch Eisenoxydsalze bestimmen (das Arzneibuch schreibt für dieselben das jodometrische Verfahren vor und wendet dieses Verfahren übrigens für alle Eisenbestimmungen an, indem Eisenoxydulverbindungen zu dem Zwecke mittelst Permanganat vorher oxydirt werden), wenn man dieselben zuvor reducirt. Die Reduktion geschieht mit Hülfe von eisenfreiem Zink und Schwefelsäure in einem Kolben unter Abschluss der Luft. Salzsäure darf zur Reduktion nicht verwendet werden, da Lösungen, welche freie Salzsäure enthalten, mit übermangansaurem Kali Chlor entwickeln, wodurch natürlich die Genauigkeit leidet. Es ist aber diese Beeinflussung durch Salzsäure nicht so gross, dass man auch geringe Mengen freier Salzsäure, wie sie z. B. beim Titriren von Ferrum reductum nach dem Ansäuern mit Schwefelsäure auch auftreten, zu scheuen hätte.

Die Beendigung der Reduktion eines Eisenoxydsalzes ist sehr leicht an dem Hellerwerden der Flüssigkeit zu erkennen.

## b) Methoden, welche auf der Verwendung von Jod und unterschwefligsaurem Natrium beruhen (Jodometrie).

Jod oxydirt das unterschwefligsaure Natrium zu tetrathionsaurem Natrium unter Bildung von Jodnatrium. Der Process verläuft nach der Gleichung

$$2\,Na_2S_2O_3 + J_2 = Na_2S_4O_6 + 2\,NaJ.$$

Man kann also mit unterschwefligsaurem Natron das in einer Flüssigkeit vorhandene freie Jod messen. Da nun bei einer ziemlichen Anzahl von chemischen Reaktionen aus Jodkalium Jod frei gemacht wird, so ist die Methode vielfacher Anwendung fähig, auch deshalb, weil sie sehr scharfe Resultate giebt; Mohr nennt dieselbe die eleganteste und schönste aller maassanalytischen Methoden. Als Indikator dient Stärkelösung, welche sich bekanntermaassen mit den geringsten Spuren freien Jods intensiv blau färbt.

*Liquor Jodi volumetricus.* Zehntel-Normal-Jodlösung. „12,7 g Jod mit Hülfe von 20 g Kaliumjodid in 1 Liter gelöst enthaltend."

*Liquor Natrii thiosulfurici volumetricus.* Zehntel - Normal-natriumthiosulfatlösung. „24,8 g Natriumthiosulfat in 1 Liter enthaltend."

*Liquor Amyli cum Zinco jodato.* Jodzinkstärkelösung. „4 g Stärke, 20 g Zinkchlorid, 100 g Wasser werden unter Ersatz des verdampfenden Wassers gekocht, bis die Stärke fast vollständig gelöst ist. Dann wird der erkalteten Flüssigkeit die farblose, filtrirte Zinkjodidlösung, frisch bereitet durch Erwärmen von 1 g Zinkfeile mit 2 g Jod und 10 g Wasser, zugefügt, hierauf die Flüssigkeit zu 1 Liter verdünnt und filtrirt. Farblose, nur wenig opalisirende Flüssigkeit."

Das gewöhnliche Jod des Handels ist selten so rein, dass es ohne Weiteres zur Herstellung der Normallösung verwendet werden kann. Selbst das Jodum resublimatum, welches die Preiscourante der Grosshändler aufführen, ist oft noch chlor- und bromhaltig, vor Allem aber ist das Jod ziemlich hygroskopisch. Auch die Ph. Germ. II. machte einen Unterschied zwischen dem chemisch reinen Jod, welches zur Darstellung der volumetrischen Lösung dienen sollte und dem officinellen Jod. Das letztere braucht nach dem Arzneibuch nur $99,06\,^0/_0$ reines Jod zu enthalten. Zur Herstellung der volumetrischen Jodlösung sublimirt man deshalb zuvörderst am besten das käufliche Jod wiederholt mit Jodkalium, mit dem man es zuvor fein zerrieben hatte (um Chlor und Brom zu binden); das Sublimat trocknet man im Exsiccator über Schwefelsäure und wiegt dann ab. Das zur Bereitung der Lösung mit vorgeschriebene Kaliumjodid dient nur dazu, das Jod in Lösung zu bringen, es tritt bei den Bestimmungen, zu denen die Jodlösung dient, nicht mit in die chemische Reaktion ein, doch muss dasselbe von jodsaurem Kali frei sein, da aus diesem beim Ansäuern Jod frei werden und dadurch die Stärke der Lösung erhöht werden würde. Man bringt Jodkalium und Jod zuerst mit etwa 200 ccm Wasser zusammen und achtet genau darauf, dass auch die letzten Stückchen Jod in Lösung gegangen sind, ehe man zum Liter auffüllt. In dünner Jodkaliumlösung braucht Jod oft tagelang, ehe es sich bis auf die letzten Spuren auflöst.

Das Natriumthiosulfat, Natriumhyposulfit oder unterschwefligsaure Natron, welches mit 5 Molekülen Krystallwasser krystallisirt, besitzt das Aeq. 124. Zu einer zehntelnormalen

Lösung sind, da immer 2 Aeq. dieses Salzes mit 1 Aeq. J in Wechselwirkung treten, 24,8 g Natriumthiosulfat abzuwägen. Man fügt dieser Lösung, damit sie längere Zeit haltbar bleibt, auf das Liter 1 bis 2 g Ammoniumcarbonat zu.

Natriumthiosulfat ist leicht vollkommen chemisch rein und unverwittert zu erlangen. Doch muss es vor seiner Verwendung auf einen Gehalt an Natriumsulfat und -chlorid untersucht werden. Auf Schwefelsäure kann durch Zusatz von Chlorbaryum zu der neutralen wässerigen Natriumthiosulfatlösung direkt geprüft werden, nur bei Gegenwart von schwefelsauren Salzen entsteht ein Niederschlag. Die Prüfung auf Chlor ist nicht so einfach, weil Chlorsilber in unterschwefligsaurem Natron löslich ist. Es ist deshalb nothwendig, die Lösung des letzteren durch Kochen mit Essigsäure zu zersetzen, es scheidet sich hierbei Schwefel ab und unterschweflige Säure entweicht. Im Filtrat wird dann durch Silberlösung auf Chlor reagirt.

Die Bereitung der Jodzink-Stärkelösung ist in der Vorschrift so ausführlich angegeben, dass dieser nichts hinzuzufügen ist. Es sei aber bemerkt, dass auch eine reine Stärkelösung dieselben Dienste als Indikator leistet. Das Zinkchlorid hat nur den Zweck, die Stärkelösung zu konserviren. Das Zinkjodid aber ist hier, wo ohnehin Jod vorhanden ist, überflüssig. Dasselbe dient beim Nachweis von salpetriger und Salpetersäure, da unter geeigneten Umständen von diesen Zinkjodid unter Bildung von freiem Jod zersetzt und dadurch der Stärkekleister gebläut wird.

Sind Jod und Natriumthiosulfat rein, das Kaliumjodid von Kaliumjodat frei befunden worden, so kann die Herstellung der oben genannten Lösungen bewirkt werden; zur Ausführung der Titration verfährt man dann wie folgt:

Man pipettirt 20 ccm Jodlösung in ein Becherglas ab, giebt einige Tropfen Stärkelösung zu und lässt sodann langsam und unter stetem Umschwenken des Becherglases Natriumthiosulfatlösung zufliessen. Es müssen von letzterer ebenfalls genau 20 ccm bis zur Entfärbung der Jodlösung verbraucht werden. Wird weniger oder mehr verbraucht, so ist entweder das Jod oder das Natriumthiosulfat nicht rein, man hat nachzuforschen, auf welcher Seite die Schuld liegt und welche

Lösung man als Urflüssigkeit, nach der die andere eventuell einzustellen ist, betrachten kann.

Die Ph. Germ. II. schrieb vor, dass zur Prüfung der Natriumthiosulfatlösung 0,3 g Jod abgewogen werden sollten, welche 23,6 ccm Natriumthiosulfatlösung bis zur Entfärbung verbrauchen sollten. Da Jod sich in kleineren Quantitäten nicht leicht und genau abwägen lässt und da ausserdem die Jodlösung aus reinem Jod auf das Sorgfältigste hergestellt sein muss, so ist es weit einfacher und genauer, wie oben angegeben, die Jodlösung zur Einstellung zu benützen.

## Jodometrische Analysen des Arzneibuches.

*Jodum.* „Eine Lösung von 0,2 g Jod, mit Hülfe von 1 g Kaliumjodid und 20 ccm Wasser hergestellt, muss zur Bindung des gelösten Jods mindestens 15,6 ccm der Zehntel-Normal-Natriumthiosulfatlösung verbrauchen.“

$0{,}0127 \times 15{,}6 = 0{,}19812$, demnach $99{,}06\,^0\!/_0$ Jod für 0,2 g.

*Aqua chlorata* soll in 1000 Theilen mindestens 4 Theile Chlor enthalten. „Werden 25 g Chlorwasser in eine wässerige Lösung von 1 g Kaliumjodid eingegossen, so müssen zur Bindung des ausgeschiedenen Jods mindestens 28,2 ccm Zehntel-Normal-Natriumthiosulfatlösung verbraucht werden.“

Freies Chlor macht aus den Jodiden eine entsprechende Menge Jod frei, welche durch unterschwefligsaures Natron bestimmt wird und aus der sich das vorhandene Chlor leicht berechnen lässt, da je 1 Aeq. des letzteren je 1 Aeq. Jod frei macht

$$Cl_2 + 2\,KJ = 2\,KCl + J_2$$
$$J_2 + 2\,Na_2S_2O_3 = 2\,NaJ + Na_2S_4O_6$$

1 ccm der Natriumthiosulfatlösung entspricht demnach nicht nur 1 Aeq. J, sondern auch 1 Aeq. Cl und die Berechnung der Stärke des Chlorwassers, welche das Arzneibuch verlangt, ist folgende:

$$0{,}00355 \times 28{,}2 = 0{,}10011 = 0{,}4004\,^0\!/_0 \text{ bei } 25 \text{ g}$$
$$(1 \text{ ccm Cl } ^1\!/_{10\,000}).$$

Die obigen 0,10011 g Cl zersetzen nur etwa 0,35 g KJ, trotzdem ist vorgeschrieben 1 g KJ zu nehmen. Es ist näm-

lich nothwendig, dass das Chlor mit einem bedeutenden Ueberschuss von Jodkalium in Berührung kommt, wenn die Reaktion
glatt und ohne Verlust an Chlor verlaufen soll. Bei einem
Ueberschuss von Jodkalium geht die Reaktion so rasch vor
sich, dass unmittelbar nach dem Zusatze des genannten Salzes
zum Chlorwasser und kurzem Umrühren auch schon die Ausscheidung des Jods vollendet ist und dann sofort mit unterschwefligsaurem Natron gemessen werden kann. Der Ueberschuss von KJ hilft ausserdem dazu, das frei gewordene Jod
in Lösung zu halten. Chlor und Brom wirken ebenso wie Jod
oxydirend auf unterschwefligsaures Natron ein, während aber
bei der Einwirkung der erstgenannten beiden Elemente hierbei
schwefelsaure Salze entstehen, oxydirt Jod nur zu tetrathionsaurem Salze. Man kann sich deshalb nach Beendigung der
Titration leicht überzeugen, ob dieselbe normal verlaufen ist,
indem man der entfärbten Flüssigkeit Chlorbaryumlösung zusetzt, es darf kein unlöslicher Niederschlag entstehen.

*Calcaria chlorata*, Chlorkalk soll in 100 Theilen mindestens
25 Theile wirksames Chlor enthalten. „0,5 g werden mit
einer Lösung von 1 g Kaliumjodid in 20 ccm Wasser gemischt
und mit 20 Tropfen Salzsäure angesäuert. Die klare rotbraune
Lösung soll zur Bindung des ausgeschiedenen Jods mindestens
35,2 ccm Zehntel-Normal-Natriumthiosulfatlösung erfordern.“

Zur Ausführung verfährt man am besten so, dass man
5 g Chlorkalk mit Wasser in der Reibschale rasch zu einem
feinen Brei zerreibt, diesen in eine Literflasche oder $^1/_2$ Literflasche schlämmt, zur Marke auffüllt und nach kräftigem Umschütteln 100, resp. 50 ccm von dieser trüben Lösung weg-
nimmt. 0,5 g Chlorkalk lassen sich nicht genau abwiegen,
auch ist es zweckmässig, die Bestimmung durch Wiederholung
derselben zu kontroliren. Zu der 0,5 g Chlorkalk enthaltenden
Schüttelmixtur setzt man nun 1 g KJ (auf gewöhnlicher Waage
gewogen) in etwas Wasser gelöst, macht mit 20 Tropfen Salzsäure sauer und stellt unter Umschwenken oder Rühren kurze
Zeit bei Seite. Nachdem man sich überzeugt, dass sich am
Boden des Gefässes keinerlei weisse Flocken mehr befinden,
dass also die Umsetzung vollständig ist, fügt man etwas Stärkelösung zu und titrirt mit unterschwefligsaurem Natron bis zur
Entfärbung. Der Zusatz der Lösung des letzteren darf nicht

portionenweise, sondern nur tropfenweise oder in dünnem Strahle unter kräftigem Umrühren geschehen. Da die Flüssigkeit sauer ist, so kann das unterschwefligsaure Natron, welches nicht sofort durch Jod oxydirt wird, durch die Salzsäure in Schwefel und schwefligsaures Natron zerlegt werden. Das schwefligsaure Salz aber braucht, um in schwefelsaures übergeführt zu werden, die doppelte Menge Jod, wie das unterschwefligsaure Salz zu seiner Umwandlung in tetrathionsaures, man würde deshalb zu wenig finden. Die Zersetzung ist eine etwas komplicirte und nicht ganz glatt verlaufende; es ist zur Erzielung gleichmässiger Resultate durchaus nothwendig, dass man die vorgeschriebenen Verhältnisse bei der Operation auch in Bezug auf das Wasser und die Salzsäure, obgleich deren Menge auf den ersten Blick unwesentlich erscheinen möchte, genau innehält. Die Berechnung des frei gewordenen wirksamen Chlors geschieht wie beim Chlorwasser aus dem verbrauchten unterschwefligsauren Natron,

$$0,003\,55 \times 35,2 = 0,125\,96\,\text{g Cl oder } 25,192\,{}^0/_0 \text{ für } 0,5\,\text{g Chlorkalk.}$$

*Ammonium chloratum ferratum* soll in 100 Theilen ungefähr 2,5 Theile Eisen enthalten. „10 ccm einer wässerigen Lösung, welche in 100 ccm 5,6 g Eisensalmiak enthält, werden nach Zusatz von 3 ccm Salzsäure kurze Zeit zum Sieden erhitzt und, nahezu erkaltet, mit 0,3 g Kaliumjodid versetzt, und hierauf $^1/_2$ Stunde bei einer $40^0$ nicht übersteigenden Wärme in einem geschlossenen Gefässe zur Seite gestellt; es müssen alsdann 2,5 — 2,7 ccm Zehntel-Normal-Natriumthiosulfatlösung zur Bindung des ausgeschiedenen Jods verbraucht werden.“

*Ferrum carbonicum saccharatum* (Nachtrag zum Arzneibuch). In 100 Theilen 9,5—10 Theile Eisen enthaltend. „1 g zuckerhaltiges Ferrocarbonat werde in 10 ccm verdünnter Schwefelsäure in der Wärme gelöst, nach dem Erkalten mit Kaliumpermanganatlösung (5 = 1000) bis zur schwachen bleibenden Röthung und darauf mit 1 g Kaliumjodid versetzt. Diese Mischung werde eine Stunde lang bei gewöhnlicher Wärme im geschlossenen Gefässe stehen gelassen; es müssen alsdann zur Bindung des ausgeschiedenen Jods 17—18 ccm der Zehntel-Normal-Natriumthiosulfatlösung verbraucht werden.“

*Ferrum citricum oxydatum* (Nachtrag zum Arzneibuch). In 100 Theilen 19—20 Theile Eisen enthaltend. „0,5 g Ferricitrat werden in 2 ccm Salzsäure und 15 ccm Wasser in der Wärme gelöst und nach dem Erkalten mit 1 g Kaliumjodid versetzt. Diese Mischung werde bei gewöhnlicher Wärme im geschlossenen Gefässe eine Stunde lang stehen gelassen; es müssen alsdann zur Bindung des ausgeschiedenen Jods 17 bis 18 ccm der Zehntel-Normal-Natriumthiosulfatlösung verbraucht werden."

*Ferrum oxydatum saccharatum* (Nachtrag zum Arzneibuch). In 100 Theilen mindestens 2,8 Theile Eisen enthaltend. „1 g Eisenzucker werde mit 5 ccm Salzsäure übergossen, die Lösung nach dem Verschwinden der rothbraunen Farbe mit 20 ccm Wasser verdünnt und, nach Zusatz von 1 g Kaliumjodid, bei gewöhnlicher Wärme im geschlossenen Gefässe eine Stunde lang stehen gelassen; es müssen alsdann zur Bindung des ausgeschiedenen Jods 5—5,3 ccm der Zehntel-Normal-Natriumthiosulfatlösung verbraucht werden."

*Ferrum pulveratum* (Nachtrag zum Arzneibuch). In 100 Theilen mindestens 98 Theile Eisen enthaltend. „1 g gepulvertes Eisen werde in etwa 50 ccm verdünnter Schwefelsäure gelöst und diese Lösung auf 100 ccm verdünnt. 10 ccm der verdünnten Lösung werden mit Kaliumpermanganatlösung (5 = 1000) bis zur schwachen bleibenden Röthung versetzt; nach eingetretener Entfärbung, welche nöthigenfalls durch einige Tropfen Weingeist veranlasst werden kann, werde 1 g Kaliumjodid zugegeben, und die Mischung eine Stunde lang bei gewöhnlicher Wärme im geschlossenen Gefässe stehen gelassen; es müssen alsdann zur Bindung des ausgeschiedenen Jods mindestens 17,5 ccm der Zehntel-Normal-Natriumthiosulfatlösung verbraucht werden."

*Ferrum reductum* (Nachtrag zum Arzneibuch). In 100 Theilen mindestens 90 Theile metallisches Eisen enthaltend. „1 g reducirtes Eisen werde mit 50 ccm Wasser und 5 g gepulvertem Quecksilberchlorid*) im Wasserbade unter

---

*) Pharmacopoea Germanica II. schrieb auf 0,3 g Ferrum reductum 50 g Solutio Hydrargyri bichlorati (1 = 20), das Arzneibuch (III.) jedoch auf 1,0 g Ferrum reductum dieselbe Menge vor, was nicht ausreichte, um

häufigem Umschwenken so lange erwärmt, bis dasselbe gelöst ist, die Flüssigkeit nach dem Erkalten mit Wasser bis zu
100 ccm aufgefüllt und filtrirt. 10 ccm des Filtrats werden
zunächst mit 10 ccm verdünnter Schwefelsäure und hierauf
mit Kaliumpermanganatlösung (5 = 1000) bis zur bleibenden
Röthung versetzt; nach eingetretener Entfärbung, welche
nöthigenfalls durch Zusatz von einigen Tropfen Weingeist
veranlasst werden kann, werde 1 g Kaliumjodid zugegeben
und die Mischung bei gewöhnlicher Wärme im geschlossenen
Gefässe eine Stunde lang stehen gelassen; es müssen alsdann
zur Bindung des ausgeschiedenen Jods mindestens 16 ccm der
Zehntel-Normal-Natriumthiosulfatlösung verbraucht werden."

*Ferrum sulfuricum siccum* (Nachtrag zum Arzneibuch).
„Die Lösung von 0,2 g getrocknetem Ferrosulfat in 10 ccm
verdünnter Schwefelsäure werde mit Kaliumpermanganatlösung (5 = 1000) bis zur bleibenden Röthung versetzt; nach
eingetretener Entfärbung, welche nöthigenfalls durch Zusatz
von einigen Tropfen Weingeist veranlasst werden kann,
werde 1 g Kaliumjodid zugegeben, und die Mischung bei gewöhnlicher Wärme im geschlossenen Gefässe eine Stunde lang
stehen gelassen; es müssen alsdann zur Bindung des ausgeschiedenen Jods mindestens 10,8 ccm der Zehntel-Normal-
Natriumthiosulfatlösung verbraucht werden."

*Liquor Ferri subacetici* (Nachtrag zum Arzneibuch). In
100 Theilen 4,8—5 Theile Eisen enthaltend. „2 ccm werden,
mit 1 ccm Salzsäure versetzt, nach dem Verschwinden der rothbraunen Färbung mit 20 ccm Wasser verdünnt und hierauf,
nach Zusatz von 1 g Kaliumjodid, bei gewöhnlicher Wärme
im geschlossenen Gefässe eine Stunde lang stehen gelassen.
Diese Mischung soll alsdann zur Bindung des ausgeschiedenen
Jods 18,5—19,5 ccm der Zehntel-Normal-Natriumthiosulfatlösung
verbrauchen."

Während die Pharmacopoea Germanica II. einige Eisenpräparate (Ferrum pulveratum, — reductum, — sulfuricum)
mit Permanganatlösung, Ferrum carbonicum saccharatum, —
oxydatum saccharatum und Liquor Ferri acetici jodometrisch

---

alles Eisen zu lösen. Der Nachtrag zum Arzneibuch hat diesen Fehler
abgestellt.

bestimmen liess, lässt das Arzneibuch alle Eisenpräparate in letztgenannter Weise prüfen. Die Oxydverbindungen werden hierzu einfach in verdünnter Salzsäure gelöst, die Oxydulverbindungen und die Lösungen der metallischen Eisenpräparate, welche ja auch Oxydul enthalten, mit Permanganat oxydirt und ein etwaiger Ueberschuss des letzteren mittelst weniger Tropfen Weingeist weggenommen.

Bringt man ein Eisenoxydsalz mit einem löslichen Jodid zusammen, so zersetzen sich beide unter Ausscheidung freien Jods. Der Process geht bereits bei gewöhnlicher Temperatur vollständig und gleichmässig vor sich, weshalb der Nachtrag zum Arzneibuch einstündiges Stehen im geschlossenen Gefässe (Glasstöpselflasche) bei gewöhnlicher Temperatur vorschreibt, während das Arzneibuch (so auch noch bei Ammonium chloratum ferratum) halbstündiges Stehen im geschlossenen Gefässe bei einer $40^0$ nicht überschreitenden Wärme vorschrieb, was die Verwendung besonderer Druckfläschchen erforderte.

$$F_2O_3 + 2\,KJ = 2\,FeO + J_2 + K_2O$$

oder

$$F_2Cl_6 + 2\,KJ = 2\,FeCl_2 + J_2 + 2\,KCl.$$

Auf dieser Reaktion und dem Messen des frei gemachten Jods durch unterschwefligsaures Natron beruhen die Vorschriften des Arzneibuches zur Gehaltsbestimmung der Eisenpräparate.

Die zum Auflösen verwendete Salzsäure muss zuvor sorgfältigst geprüft werden, ob sie etwa Jodzinkstärkelösung bläut, da sie in diesem Falle auch aus dem Jodkalium Jod frei machen und die Resultate dann zu hoch ausfallen würden.

Wie aus der oben angegebenen Formel ersichtlich, machen zwei Aequivalente Eisen 1 Aeq. J frei, es entspricht deshalb 1 ccm der Lösung des Zehntel-Normal-Natriumthiosulfats

$$
\begin{aligned}
&= \quad\ 0{,}0056 \text{ g Fe}\\
&\text{oder } 0{,}0072 \text{ g FeO}\\
&\text{oder } 0{,}0116 \text{ g FeCO}_3\\
&\text{oder } 0{,}0080 \text{ g Fe}_2\text{O}_3
\end{aligned}
$$

Hieraus berechnet sich der Gehalt an Eisen in den vorgenannten Präparaten in folgender Weise:

Ammonium chloratum ferratum.

$0{,}0056 \times 2{,}5 = 0{,}014$ g  oder $2{,}5\,^0/_0$ für $0{,}56$ g.

$0{,}0056 \times 2{,}7 = 0{,}01512$ g oder $2{,}7\,^0/_0$ für $0{,}56$ g.

Ferrum carbonicum saccharatum.

$0{,}0056 \times 17 = 0{,}0952$ g oder $9{,}52\,^0/_0$ für $1$ g.

$0{,}0056 \times 18 = 0{,}1008$ g oder $10{,}08\,^0/_0$ für $1$ g.

Ferrum citricum oxydatum.

$0{,}0056 \times 17 = 0{,}0952$ g oder $19{,}04\,^0/_0$ für $0{,}5$ g.

$0{,}0056 \times 18 = 0{,}1008$ g oder $20{,}16\,^0/_0$ für $0{,}5$ g.

Ferrum oxydatum saccharatum.

$0{,}0056 \times 5$  $= 0{,}028$ g  oder $2{,}8\,^0/_0$  für $1$ g.

$0{,}0056 \times 5{,}3 = 0{,}02968$ g oder $2{,}968\,^0/_0$ für $1$ g.

Ferrum pulveratum.

$0{,}0056 \times 17{,}5 = 0{,}098$ g oder $98\,^0/_0$ für $0{,}1$ g.

Ferrum reductum.

$0{,}0056 \times 16 = 0{,}0896$ g oder $89{,}6\,^0/_0$ für $0{,}1$ g.

Ferrum sulfuricum siccum.

$0{,}0056 \times 10{,}8 = 0{,}06048$ g oder $30{,}24\,^0/_0$ für $0{,}2$ g,

also $96{,}66\,^0/_0$ $2\,FeSO_4 + 3\,H_2O$.

Liquor Ferri subacetici.

$0{,}0056 \times 18{,}5 = 0{,}1036$ g oder $4{,}757\,^0/_0$ für $2$ ccm oder $2{,}178$ g.

$0{,}0056 \times 19{,}5 = 0{,}1092$ g oder $5{,}014\,^0/_0$ für $2$ ccm oder $2{,}178$ g.

Alle diese Eisenpräparate kann man natürlich auch mit übermangansaurem Kali titriren, wie auch S. 75 an einigen Beispielen gezeigt worden ist. Liquor Ferri subacetici müsste jedoch eingedampft und der Rückstand ebenso wie Ferrum carbonicum und oxydatum saccharatum geglüht werden, denn die Essigsäure wie auch der Zucker würden stören. Ferner müssten die Glührückstände zum Titriren mit übermangansaurem Kali mit Schwefelsäure, nicht mit Salzsäure aufgenommen werden, weil sich im letzteren Falle Chlor entwickelt. Die Lösungen wären mit eisenfreiem Zink zu reduciren und wären dann zum Titriren mit Kaliumpermanganat fertig. (Vergl. S. 78.)

*Tinctura Jodi.* „2 ccm Jodtinktur müssen, nach Zusatz von 25 ccm Wasser und 0,5 g Kaliumjodid, nicht unter 12,1 ccm

Zehntel-Normal-Natriumthiosulfatlösung zur Bindung des Jods verbrauchen."

Ueber die Ausführung ist nichts weiter zu sagen.

$$0,0127 \times 12,1 = 0,15367 \text{ g J}$$
oder $8,57\,^0/_0$ für 2 ccm oder 1,793 g.

## c) Methoden, welche auf der Verwendung von Jod und arseniger Säure beruhen.

Arsenige Säure wird durch Chlor, Brom und Jod zu Arsensäure oxydirt. Die Reaktion verläuft in saurer Lösung langsam und unregelmässig, in alkalischer Lösung dagegen sehr glatt. Da sich jedoch Chlor, Brom und Jod mit Aetzalkalien wie mit kohlensauren Alkalien direkt verbinden, so muss die Alkalität der zu titrirenden Flüssigkeit durch doppeltkohlensaure Alkalien hervorgebracht werden, diese werden nicht direkt, sondern nur insoweit zersetzt, als es der Verlauf der unten angegebenen Reaktion erfordert; am geeignetsten ist das Ammoniaksalz.

Zwei Präparate sind nach dem Arzneibuch auf diese Weise zu analysiren.

*Acidum arsenicosum. Arsenige Säure.* „Werden 0,5 g arsenige Säure mit 3 g Kaliumbicarbonat in 20 ccm siedendem Wasser gelöst und nach dem Erkalten auf 100 ccm verdünnt, so müssen 10 ccm dieser Lösung 10 ccm Zehntel-Normal-Jodlösung entfärben."

*Liquor Kalii arsenicosi.* (Nachtrag zum Arzneibuch.) 100 Theile enthalten 1 Theil arseniger Säure. „5 ccm, mit einer Lösung von 1 g Natriumbicarbonat in 20 ccm Wasser und mit einigen Tropfen Stärkelösung vermischt, müssen 10 ccm Zehntel-Normal-Jodlösung entfärben; durch einen weiteren Zusatz von 0,1 ccm Zehntel-Normal-Jodlösung entstehe eine blaue Färbung, welche nicht sofort wieder verschwinde."

Der chemische Process, welcher diesen Titrationen zu Grunde liegt, ist der folgende:

$$As_2O_3 + 2\,J_2 + 2\,H_2O = As_2O_5 + 4\,HJ$$
oder:

$$AsO_3K_3 + J_2 + 2\,NaHCO_3 = AsO_4K_3 + 2\,NaJ + 2\,CO_2 + H_2O.$$

beziehentlich:

$$AsO_3K_3 + J_2 + 2\,KHCO_3 = AsO_4K_3 + 2\,KJ + 2\,CO_2 + H_2O.$$

Berechnet wird zumeist auf das Arsenigsäureanhydrid, $As_2O_3$, dessen Molekulargewicht 198 ist, und da zur Umwandlung dieses (Doppel-) Moleküls Arsenigsäureanhydrid 4 Aeq. Jod erforderlich sind, so entspricht 1 ccm $^1/_{10}$ Jodlösung $= 0,00495\ As_2O_3$.

$$0,00495 \times 10,0 = 0,0495\ g\ As_2O_3$$

oder $99^0/_0$ für die angewandten 0,05 g,

(denn 0,5 g Acidum arsenicosum waren zu 100 ccm gelöst und davon 10 ccm zur Bestimmung verwandt), ebenso

$$0,00495 \times 10\,(-10,1) = 0,0495\,(-0,049995)\ g\ As_2O_3$$

oder $0,990\,(-0,999^0/_0)$ für 5 ccm

des Liquor Kalii arsenicosi.

Die Bestimmung, dass ein Zusatz von 0,1 ccm über 10 ccm $^1/_{10}$ Jodlösung dauernde Blaufärbung verursachen soll, ist getroffen, weil Liquor Kalii arsenicosi auch nicht mehr als rund $1^0/_0$ arseniger Säure enthalten soll.

Die Ausführung ist äusserst einfach, man lässt zu der in einem Becherglase befindlichen und alkalisch gemachten Lösung der arsenigen Säure so lange Jodlösung zufliessen, bis dauernde Bläuung eintritt. Da ein kleiner Ueberschuss von Natriumbicarbonat keinen Schaden bringt, so braucht dieses nicht mit höchster Genauigkeit abgewogen zu werden.

Es ist leicht einzusehen, dass man nach dieser Methode auch das Jod bestimmen kann, wenn man eine genau eingestellte Lösung von arseniger Säure besitzt. Man nimmt die letztere $^1/_{10}$ normal, wiegt 4,95 arsenige Säure ab, löst mit Hülfe von Natronlauge, macht mit Salzsäure eben wieder sauer, sodann mit Natriumbicarbonat oder Ammoncarbonat alkalisch und füllt zum Liter auf. Diese Lösung ist unbegrenzt lange haltbar, was ein grosser Vortheil ist.

Auch Chlor und Brom, Chlorkalk, unterchlorigsaures Natron etc. kann man mit dieser Lösung bestimmen. Man lässt zu den Lösungen der gedachten Körper arsenige Säure

zufliessen, bis ein herausgenommener Tropfen der zu titrirenden Flüssigkeit Jodkaliumstärkepapier nicht mehr bläut,
oder man giebt die arsenige Säure im Ueberschuss zu und
misst die Menge dieses Ueberschusses dann mit Jodlösung
zurück. Letzteres Verfahren ist das empfehlenswerthere, da
man erstens nicht zu tüpfeln braucht und da zweitens die
Endreaktion durch das Auftreten einer Färbung, nicht durch
das Verschwinden einer solchen bemerkbar gemacht wird.

# Fällungs-Analysen.

Die Fällungsanalysen umfassen solche Arbeiten, bei denen aus der Maassflüssigkeit und der Lösung der zu bestimmenden Substanz ein unlöslicher Körper ausgeschieden wird. Die Ausfällung an sich bietet hierbei nur geringe Schwierigkeiten, wohl aber das Erkennen des Endpunktes der Reaktion, wenn die Ausfällung vollständig bewirkt, von der ausfällenden Flüssigkeit aber noch kein Ueberschuss zugesetzt worden ist. Nur bei wenigen Fällungsanalysen ist die Endreaktion durch eine Farbenveränderung in der Flüssigkeit selbst zu erkennen, wie bei der Titration der Chloride, Bromide, Jodide und Cyanide durch Silberlösung mit Hülfe von chromsaurem Kali. Nach dieser Methode (a) lässt das Arzneibuch die Bromide und das salpeterhaltige Silbernitrat prüfen, während für die Jodide eigentlich nur eine indirekte Gehaltsbestimmung vorgeschrieben ist, indem nur auf einen Gehalt an Chloriden geprüft wird (Methode b). Für Bittermandelwasser schrieb die Pharmacopoea Germanica II. eine Gehaltsprüfung nach Methode a vor, während das Arzneibuch (III.) Silberlösung bis zur Bildung eines löslichen Cyandoppelsalzes zusetzen lässt, wobei Natriumchlorid als Indikator für einen zugesetzten Ueberschuss der Silberlösung dient (Methode c). Bei vielen Fällungsanalysen muss beobachtet werden, ob ein zugesetzter Tropfen noch einen weiteren Niederschlag hervorbringt, bez. muss ein Tropfen der Flüssigkeit herausgenommen und mit einem Reagens zusammengebracht werden, mit dem eine Farbenveränderung eintritt. (Tüpfelanalysen — Methode d —. So liess die Pharmacopoea Germanica II. die Karbolsäure titriren. Obwohl das Arzneibuch (III.) diese Methode nicht wieder aufgenommen hat, wird deren Schilderung, um damit bekannt zu machen, doch erfolgen). Es ist leicht einzusehen, dass die letztgenannte Methode höchste Genauigkeit nicht erreichen lässt; wo es angeht, vermeidet man deshalb bei exakten Bestimmungen die Tüpfelanalyse. Die übrigen Fällungsanalysen mit Silberlösung nach Methode a und c ermöglichen, wie bereits erwähnt, die Anwendung eines Indikators in der Flüssigkeit selbst und gehören zu den besten maassanalytischen Methoden

## a) Durch Silbernitrat- oder Chlornatriumlösung mit Hülfe von Kaliumchromat.

Diese Methode beruht darauf, dass eine neutrale Silberlösung in einer neutralen oder nur ganz schwach alkalischen Lösung eines Chlorides, Bromides, Jodides oder Cyanides, welche mit etwas Kaliumchromat versetzt ist, nicht eher einen Niederschlag von rothem Silberchromat hervorbringt, bis die Säuren der oben genannten Salze in die entsprechenden Silberverbindungen umgewandelt worden sind. Setzt man beispielsweise zu einer Kochsalzlösung einige Tropfen Kaliumchromatlösung und tröpfelt Silberlösung zu, so erscheint an der Einfallsstelle jedes Tropfens eine rothe Wolke, die beim Umschütteln erst schneller, später langsamer verschwindend, endlich wenn alles Chlor ausgefällt ist, sich über die ganze Flüssigkeit verbreitet, dieselbe erst schwach röthlich, nach weiterem Zusatze kräftig roth färbt. Versetzt man eine Silberlösung mit Kaliumchromat, so färbt sich dieselbe blutroth; diese Färbung verschwindet auf Zusatz einer Chloridlösung, jedoch nicht früher, als bis alles Silber als Chlorid ausgefällt ist. Da das Auftreten der rothen Färbung schärfer zu beobachten ist, als das Verschwinden derselben, so stellt man gewöhnlich die Silberlösung gegen die Chlornatriumlösung ein, so dass erstere zum Hervorrufen der Endreaktion in schwachem Ueberschusse vorhanden sein muss. Stellt man die Chlornatriumlösung gegen die Silbernitratlösung ein, so braucht erstere zum Hervorrufen der Endreaktion (dem Verschwinden der Farbe) nicht im Ueberschuss vorhanden zu sein. Es ist hierauf ebenso wie auf die ähnlichen Verhältnisse bei den Sättigungsanalysen zu achten.

Da das chromsaure Silber in Säuren wie in Alkalien löslich ist, so lassen sich diese Titrationen nur, was schon eingangs angegeben ist, in neutralen Lösungen ausführen. Bei einem ganz geringen Ueberschuss des Alkalis tritt die Endreaktion noch deutlich ein, niemals aber, wenn die Säure in noch so minimaler Spur überwiegt. Bei Bestimmung der Chloride neben kohlensauren Salzen wird hierauf zurückgekommen werden. (S. 103).

Das Arzneibuch bestimmt über die beiden Maassflüssigkeiten:

*Liquor Argenti nitrici volumetricus.* Zehntel-Normalsilbernitratlösung. „17 g Silbernitrat in 1 Liter enthaltend."

*Liquor Natrii chlorati volumetricus.* Zehntel-Normal-Natriumchloridlösung. „5,85 g Natriumchlorid in 1 Liter enthaltend."

Selbst, wenn beide Salze, Silbernitrat wie Natriumchlorid, im Zustande grösster Reinheit und genau in obigen Verhältnissen abgewogen worden sind, wird man doch stets 0,05 bis 0,1 ccm Silberlösung auf 10 ccm mehr verbrauchen, weil zur Erzeugung des Silberchromats ein kleiner Ueberschuss der Silberlösung gebraucht wird. Auch Mohr, der Erfinder der Methode, hob bei Veröffentlichung derselben in den Beleganalysen hervor, dass er von der $^1/_{10}$ Silbernitratlösung stets 0,1 ccm mehr gebraucht habe, als von der $^1/_{10}$ Natriumchloridlösung.

Da beide Normalflüssigkeiten sich durch Abwägen der betreffenden Substanzen leicht sehr genau herstellen lassen, verzichtet man auch hierauf nicht gern, indem man etwa die Silbernitratlösung nur empirisch gegen Kochsalz einstellte (wie Kalilauge gegen Oxalsäure), sondern man wägt, wie oben angegeben, je $^1/_{10}$ Aeq. ab, titrirt die Silberlösung gegen das Natriumchlorid, notirt den von ersterer verbrauchten Ueberschuss und zieht diesen bei jeder Analyse ab. Es wird derselbe, bei einigermaassen kräftiger Endreaktion 0,1 ccm betragen.

Zur Herstellung der beiden Lösungen verfährt man folgendermaassen:

Argentum nitricum fusum wird genau nach den Angaben des Arzneibuches geprüft, ausserdem noch, indem man einem Theile der nach dem Arzneibuche mit Schwefelsäure versetzten Lösung etwas Jodstärkekleister zugiebt, auf welchen das nicht selten im Höllenstein vorhandene salpetrigsaure Silber reagirt. Erweist sich das salpetersaure Silber vollkommen rein und trocken, so wird ein kleiner Theil im Porzellanmörser fein zerrieben, um beim Abwägen verwendet zu werden, da man mit den grösseren Stücken allein 17 g nicht leicht treffen kann.

Natrium chloratum muss gleichfalls allen Anforderungen des Arzneibuches auf das Beste entsprechen, und es ist bei der Prüfung besonders auf (von der Reinigung desselben herrührende) Spuren von kohlensaurem Natron zu achten. Vor dem Abwägen muss dasselbe aber jedenfalls scharf getrocknet oder schwach geglüht werden, da es sehr leicht Feuchtigkeit anzieht.

Zur Einstellung pipettirt man 10 ccm Natriumchloridlösung ab, verdünnt dieselben mit 20—30 ccm destillirtem Wasser, fügt 2—3 Tropfen der unter den Reagentien des Arzneibuches aufgeführten Lösung des chlorfreien, neutralen (gelben) chromsauren Kalis $(1 = 20)$ zu und lässt nun, das auf ein Blatt weisses Papier gestellte Becherglas in der Rechten, den Quetschhahn der in $^1/_{10}$ getheilten Bürette in der Linken haltend, langsam Silberlösung zufliessen. Man schwenkt dabei das Becherglas, es immer über dem weissen Papier haltend, um. Jeder Tropfen Silberlösung erzeugt in der im Becherglas befindlichen Flüssigkeit eine kleine weisse Wolke von Chlorsilber, umgeben von einer rothen Zone. Letztere verschwindet beim Umschwenken zuerst rasch, später langsamer, zuletzt aber gar nicht mehr, indem sich gleichzeitig die Flüssigkeit, welche vorher einen gelblichen Ton besass, schwach roth und nach Zusatz eines weiteren Tropfens Silberlösung stärker roth färbt. Der Farbenübergang ist schärfer wahrzunehmen, wenn das Chlorsilber sich etwas zusammengeballt hat und nicht mehr in ganz feinen Flocken in der Flüssigkeit umherschwimmt und wenn die Flüssigkeit nicht zu stark gelblich gefärbt war; deshalb verdünnt man mit Wasser und setzt nur 2—3 Tropfen Kaliumchromatlösung zu.

**Wirkungswerth der Zehntel-Normal-Silber-nitratlösung.**

1 ccm $^1/_{10}$ Silbernitratlösung (0,017 g Silbernitrat enthaltend)
$= 1$ ccm $^1/_{10}$ Natriumchloridlösung.

1 „ „ „ $= 0,0098$ g Ammoniumbromid.

1 „ „ „ $= 0,00535$ g Ammoniumchlorid.

1 „ „ „ $= 0,0081$ g Bromwasserstoffsäure.

1 ccm $^1/_{10}$ Silbernitratlösung $= 0,00355$ g Chlor (frei u. gebunden).
1 „ „ „ $= 0,0027$ g Cyanwasserstoffsäure
(gebunden).
1 „ „ „ $= 0,0119$ g Kaliumbromid.
1 „ „ „ $= 0,00745$ g Kaliumchlorid.
1 „ „ „ $= 0,0166$ g Kaliumjodid.
1 „ „ „ $= 0,0103$ g Natriumbromid.
1 „ „ „ $= 0,00585$ g Natriumchlorid.
1 „ „ „ $= 0,015$ g Natriumjodid.

Wirkungswerth der Zehntel-Normal-Natriumchloridlösung.

1 ccm $^1/_{10}$ Natriumchloridlösung (0,00585 g Natriumchlorid enthaltend) $= 1$ ccm $^1/_{10}$ Silbernitratlösung.
1 „ „ „ $= 0,017$ g Silbernitrat.

## Fällungsanalysen des Arzneibuches nach dieser Methode.

*Acidum hydrobromicum* (Nachtrag zum Arzneibuch) soll in
100 Theilen 25 Theile Bromwasserstoff enthalten. „10 ccm
einer Mischung der Bromwasserstoffsäure mit Wasser (3 g =
100 ccm) dürfen, nach genauer Sättigung mit Ammoniakflüssigkeit und nach Zusatz einiger Tropfen Kaliumchromatlösung,
nicht mehr als 9,3 ccm Zehntel-Normal-Silbernitratlösung bis
zur bleibenden Röthung verbrauchen."

Zur Abstumpfung von 0,3 g Bromwasserstoffsäure (10 ccm
einer Lösung von 3 g : 100 ccm) empfiehlt es sich, ein ver-
dünntes (etwa 1 $^0/_0$iges) Ammoniak zu verwenden, weil die
von der officinellen Ammoniakflüssigkeit erforderliche Menge
eine gar zu geringe sein würde.

Die genaue Abstumpfung wird trotzdem ohne Zusatz eines
Indikators nicht möglich sein, da durch Tüpfelung von der
ohnehin geringen Menge zuviel verloren gehen würde; die
Anwesenheit eines Indikators aber wird durch dessen Färbung
den Endpunkt der Reaktion schwierig erkennen lassen. Es
ist deshalb an Stelle der Abstumpfung mittelst Ammoniak der
Zusatz eines kleinen, durchaus nicht störenden Ueberschusses
von völlig chlorfreiem Calciumcarbonat oder Magnesiumoxyd-
hydrat (Magnesium hydricum pultiforme) vorzuziehen.

Rechnungsmässig brauchen 0,3 g Bromwasserstoffsäure (25 %ige) 9,26 ccm Zehntel-Silberlösung; die Forderung, dass nicht mehr als 9,3 ccm verbraucht werden sollen, berücksichtigt also den erforderlichen geringen Mehrverbrauch für die Bildung von Silberchromat, dessen Erscheinen das Ende der Reaktion angiebt.

Aequivalent der Bromwasserstoffsäure (HBr) = 81;

$$1 \text{ ccm } AgNO_3 \ ^1/_{10\,000} = 0,0081 \text{ g HBr}$$

$$0,0081 \times 9,26 = 0,075 \text{ HBr oder } = 0,3 \text{ g der } 25\%\text{igen Säure}$$
$$(10 \text{ ccm einer Lösung von } 3 \text{ g} : 100 \text{ ccm}).$$

Eine schwächere Säure könnte in Folge eines Gehaltes an Chlorwasserstoffsäure doch den geforderten Wirkungswerth gegen Silberlösung, sowie gegen Kalilauge aufweisen; in einem solchen Falle würde nur das specifische Gewicht (1,208) Aufschluss geben können.

*Ammonium bromatum.* „10 ccm der wässerigen Lösung (3 g = 100 ccm) des bei 100° getrockneten Ammoniumbromids dürfen, nach Zusatz einiger Tropfen Kaliumchromatlösung, nicht mehr als 30,9 ccm Zehntel-Normal-Silbernitratlösung bis zur bleibenden Röthung verbrauchen.“

Die Titration des aufgelösten Ammoniumbromids wird ausgeführt genau wie die des Natriumchlorids. Ammoniumbromid hat das Aequivalent 98. 1 ccm einer zehntelnormalen Lösung entspricht dem zehntausendsten Theil dieser Menge in Grammen, demnach 0,0098.

$$0,0098 \times 30,9 = 0,30282.$$

Da sich in 10 ccm der abgemessenen Ammoniumbromidlösung 0,3 g des Salzes befanden, so entspräche die eben gefundene Menge 100,94 %. Die Zahl der zu verbrauchenden Kubikcentimeter Silbernitratlösung ist aber deshalb auf 30,9 festgesetzt, weil ein Gehalt des Ammoniumbromids an circa 1 % Ammoniumchlorid gestattet sein soll. Das Ammoniumchlorid hat ein weit niedrigeres Aequivalentgewicht (53,5), und es verbraucht deshalb eine grössere Menge Silberlösung zur Ausfällung als das Ammoniumbromid.

Die Menge des wirklich vorhandenen Ammoniumbromids und Ammoniumchlorids ermittelt man nach beendigter Titration, indem man aus der Zahl, welche die Differenz der Aequivalentgewichte beider angiebt, und der Zahl der mehr, als für reines Ammoniumbromid nothwendig, verbrauchten Kubikcentimeter, berechnet, wieviel Kubikcentimeter für Chlorid, wieviel für Bromid verbraucht worden sind. Soll die Rechnung richtig sein, so darf natürlich das untersuchte Salz andere Verunreinigungen, sowie Feuchtigkeit nicht enthalten.

Es seien beispielsweise für 0,3 g Ammoniumbromid die von dem Arzneibuche gestatteten 30,9 ccm $AgNO_3$ $^1/_{10000}$ verbraucht worden. 0,3 g $NH_4Br$ würden für sich gebraucht haben

$$0,0098 : 1,0 \, \text{ccm} = 0,30 : x \, \text{ccm} = 30,61.$$

Verbraucht worden sind 30,9, Differenz 0,29 ccm.

Das Aequivalentgewicht von $NH_4Br$ ist  98

das von $NH_4Cl$ ist . . . . . . . . 53,5

Differenz  44,5.

Nun setzt man an

$$44,5 : 98 = 0,29 : x = 0,638 \, \text{ccm}.$$

0,638 ccm sind durch Chlor zersetzt worden, der Rest 30,262 durch Brom.

$$0,0098 \times 30,262 = 0,2966 = 98,9\,^0/_0 \, NH_4Br$$
$$0,00535 \times 0,638 = 0,0034 = 1,1\,^0/_0 \, NH_4Cl.$$

*Kalium bromatum.* „10 ccm einer wässerigen Lösung (3 g $= 100$ ccm) des bei $100^0$ getrockneten Kaliumbromids dürfen, nach Zusatz einiger Tropfen Kaliumchromatlösung, nicht mehr als 25,4 ccm Zehntel-Normal-Silberlösung bis zur bleibenden Röthung verbrauchen."

Die Ausführung ist ganz wie bei Ammoniumbromid. Das Aequivalentgewicht des Bromkaliums ist 119, das des Chlorkaliums 74,5. Differenz 44,5.

0,3 g KBr gebrauchen demnach

$$0,0119 : 1,0 \, \text{ccm} = 0,30 : x \, \text{ccm} = 25,2.$$

Wurden verbraucht 25,4 ccm, so ist Differenz 0,2 ccm.

$$44,5 : 119 = 0,2 : x = 0,53 \, \text{ccm}.$$

0,53 ccm wurden für Fällung des Chlorids gebraucht.

$$0,0119 \times 24,87 = 0,29595 = 98,65\,^0/_0 \, KBr$$
$$0,00745 \times 0,53 = 0,00395 = 1.32\,^0/_0 \, KCl.$$

*Natrium bromatum.* „10 ccm einer wässerigen Lösung $(3 \, g = 100 \, \text{ccm})$ des bei $100^0$ getrockneten Natriumbromids dürfen nach Zusatz einiger Tropfen Kaliumchromatlösung, nicht mehr als 29,3 ccm Zehntel-Normal-Silberlösung bis zur bleibenden Röthung verbrauchen."

Ausführung und Berechnung wie bei den vorhergehenden beiden Analysen unter Zugrundelegung eines Aequivalentgewichts von 103 für NaBr und 58,5 für NaCl.

Das Arzneibuch gestattet im Natriumbromid einen Gehalt von ca. $1\,^0/_0$ Natriumchlorid.

*Argentum nitricum cum Kalio nitrico.* „Wird 1 g des Präparats in 10 ccm Wasser gelöst und mit 20 ccm Zehntel-Normal-Natriumchloridlösung und 10 Tropfen Kaliumchromatlösung gemischt, so darf nur 0,5—1,0 ccm Zehntel-Normal-Silbernitratlösung zur Röthung der Flüssigkeit verbraucht werden."

Die direkte Methode ist hier in eine Restmethode verwandelt, man fällt das Silber durch einen Ueberschuss von Chlornatrium aus und misst die Menge dieses Ueberschusses dann wie vorher mit Silberlösung. Silbernitrat hat das Aeq. 170. Zur Fällung desselben in dem salpeterhaltigen Höllenstein sollen 20 ccm weniger 0,5—1,0 verbraucht werden, das Präparat demnach etwa $32—33\,^0/_0$ Höllenstein enthalten.

$$0,017 \times 19 \ = 0,323 \ \text{g für } 1\,\text{g} = 32,3 \ ^0/_0$$
$$0,017 \times 19,5 = 0,3335\,\text{g für } 1\,\text{g} = 33,35\,^0/_0.$$

## b) Durch Silbernitrat bei Gegenwart von Ammoniak.

*Kalium jodatum.* „Wenn man 0,2 g Kaliumjodid in 2 ccm Ammoniakflüssigkeit löst und mit 13 ccm Zehntel-Normal-Silbernitratlösung unter Umschütteln vermischt, dann filtrirt, so darf das Filtrat, nach Uebersättigung mit Salpetersäure, innerhalb 10 Minuten nicht bis zur Undurchsichtigkeit getrübt erscheinen."

*Natrium jodatum.* „Werden 0,2 g getrocknetes Natriumjodid in 2 ccm Ammoniakflüssigkeit gelöst und mit 14 ccm Zehntel-Normal-Silberlösung unter Umschütteln vermischt, dann filtrirt, so darf das Filtrat, nach Uebersättigung mit Salpetersäure, innerhalb 10 Minuten nicht bis zur Undurchsichtigkeit getrübt erscheinen."

Enthalten die beiden Salze Chloride, so bildet sich in beiden Fällen nach Ausfällung des Jods als Jodsilber Chlorsilber, welches sofort in dem Ammoniak in Lösung geht und durch Zusatz von Salpetersäure zu dem Filtrate wieder ausgeschieden wird. Um sicher etwa vorhandenes Chlorid in Chlorsilber überzuführen, ist etwas mehr Silberlösung vorgeschrieben, als zur Ausfällung des in 0,2 g Kalium bezw. Natriumjodid enthaltenen Jods nöthig ist. Für 0,2 g Kaliumjodid sind 12,05 ccm, für Natriumjodid 13,33 ccm Silberlösung zur Fällung des Jods genügend; der vorgeschriebene Ueberschuss von 0,95 bezw. 0,67 ccm verbindet sich mit dem etwa gegenwärtigen Chlor.

### c) Durch Silbernitrat mit Natriumchlorid als Indikator.

*Aqua Amygdalarum amararum.* „10 ccm Bittermandelwasser mit 90 ccm Wasser verdünnt, versetze man mit 5 Tropfen Kalilauge und mit einer Spur Natriumchlorid und füge unter fortwährendem Umrühren so lange Zehntel-Normal-Silbernitratlösung hinzu, bis eine bleibende weissliche Trübung eingetreten ist. Es müssen hierzu mindestens 1,8 ccm Zehntel-Normal-Silbernitratlösung erforderlich sein." „1000 Theile Bittermandelwasser sollen 1 Theil Cyanwasserstoff enthalten $(0,1^0/_0)$."

Freie Cyanwasserstoffsäure fällt das Silber nicht aus dem Silbernitrat, sondern nur gebundene durch doppelte Zersetzung. Es muss also, um das Bittermandelwasser mit Silbernitrat titriren zu können, zu der Cyanwasserstoffsäure eine Base gesetzt werden, was auch noch den Zweck hat, die mit dem Benzaldehyd (zu Benzaldehydcyanhydrin) verbundene Cyanwasserstoffsäure abzuspalten. Hierzu verwendete die Pharmacopoea Germanica II. Magnesiahydrat, welches sich nur im Verhältniss von 1 : 50000 in Wasser löst, so dass keine merklich alkalische Flüssigkeit entstand, da als Indikator Kaliumchromat Verwendung fand und das Silberchromat in alkalischen Flüssigkeiten löslich ist.

Bei der vom Arzneibuch (III.) vorgeschriebenen Prüfungsmethode ist ein kleiner Ueberschuss von Alkali nicht schädlich. Die zuzusetzende Kalilauge spaltet das Benzaldehydcyanhydrin, es bildet sich freies Benzaldehyd und Kaliumcyanid. Auf Zusatz von Silberlösung bildet sich Silbercyanid, welches sofort in dem vorhandenen Kaliumcyanid zu einem Doppelsalze (Kaliumsilbercyanid — $AgK(CN)_2$) gelöst wird. Ist so viel

Silberlösung zugefügt, dass die gesammte vorhandene Cyanwasserstoffsäure in das eben genannte Doppelsalz übergegangen ist, so entsteht auf weiteren Zusatz von Silberlösung in Folge des zugesetzten Natriumchlorids eine beständige weisse Fällung von Silberchlorid.

10 ccm Bittermandelwasser (oder auch Kirschlorbeerwasser) sollen nach dieser von Liebig stammenden Methode mindestens 1,8 ccm Zehntel-Normal-Silbernitratlösung bedürfen. Da das Aeq. der Cyanwasserstoffsäure 27 ist, so entspricht 1 ccm Silberlösung 0,0027 g, im vorliegenden Falle aber der doppelten Menge = 0,0054 g, weil zur Bildung des Doppelsalzes nur halb so viel Silberlösung verwendet wurde, als zur Fällung der Cyanwasserstoffsäure als Silbercyanid nöthig gewesen wäre.

$$0,0054 \times 1,8 = 0,00972 \text{ g HCN für } 10 \text{ ccm oder}$$
$$9,75 \text{ g} = 0,1^0/_0{}^*).$$

Bei der ersten Titrirung des frisch destillirten Bittermandelwassers wird in den meisten Fällen ein höherer Gehalt an Blausäure gefunden werden. Es ist dann nöthig, dasselbe mit Wasser zu verdünnen. Es seien z. B. für 10 ccm Bittermandelwasser 2,1 ccm Silberlösung verbraucht worden und es seien von dem, nach dieser Bestimmung 0,115procentigen Destillat noch 1163 g vorhanden. Man erfährt dann nach der bekannten Gleichung

$$\frac{0,115 \times 1163,0}{0,1} = 1337,45,$$

dass das Destillat auf 1337 g gebracht werden muss, um die vorschriftsmässige Stärke zu erhalten. Der Sicherheit halber wird man sich von der Richtigkeit durch eine neue Titration überzeugen.

### d) Durch freies Brom in wässeriger Lösung.

Wird freies Brom mit einer Lösung von Phenol zusammengebracht, so fällt das Phenol als Tribromphenol aus:

$$C_6H_5OH + 6Br = C_6H_2Br_3OH + 3BrH.$$

---

*) Das spec. Gewicht des Bittermandelwassers beträgt 0,970—0,980; die Angabe des Arzneibuches 0,953—0,957 ist nicht zutreffend, aber im Nachtrag richtig gestellt worden.

Die Reaktion ist eine sehr scharfe. Landolt beobachtete, dass Bromwasser noch eine deutliche Trübung veranlasste in einer Lösung von 1 Phenol in 43700 Wasser.

Das Bromwasser ist wegen der Flüchtigkeit und Giftigkeit des freien Broms nicht gut aufzubewahren. Man stellt sich deshalb jedesmal nur die eben nöthige Menge desselben her und zwar aus Bromkalium und bromsaurem Kali durch Zersetzung mit Schwefelsäure. Die Reaktion verläuft nach folgender Gleichung:

$$5\,\mathrm{KBr} + \mathrm{KBrO_3} + 3\,\mathrm{H_2SO_4} = 6\,\mathrm{Br} + 3\,\mathrm{K_2SO_4} + 3\,\mathrm{H_2O}.$$

Das Brom wird hierbei erst in der Flüssigkeit selbst frei und belästigt deshalb sehr wenig.

Die Pharmacopoea Germanica II. sagte über die erforderlichen Lösungen:

*Liquor Kalii bromati volum.* Einzwanzigstel-Normalkaliumbromidlösung. $\mathrm{KBr}\ ^1/_{20\,000}$. „5,94 g Kaliumbromid zum Liter in Wasser gelöst."

*Liquor Kalii bromici volum.* Einhundertstel-Normalkaliumbromatlösung. $\mathrm{KBrO_3}\ ^1/_{100\,000}$. „1,667 g Kaliumbromat zum Liter in Wasser gelöst."

Eine Mischung von je 50 ccm dieser beiden Lösungen entwickelt nach Zusatz von 5 ccm Schwefelsäure (spec. Gew. 1,836—1,840) so viel Brom, dass 0,0469 g Karbolsäure als Tribromphenol gebunden werden.

Die Darstellung der Lösungen ist einfach, sobald die erforderlichen Salze in vollkommener Reinheit vorhanden sind. Man trocknet jedes derselben scharf, wägt ab und füllt zum Liter auf.

Die Pharmacopoea Germanica II. gab zur Prüfung von *Acidum carbolicum liquefactum* folgende Vorschrift: „1 g des Präparates werde mit Wasser zu einem Liter aufgefüllt. Von dieser Lösung dürfen nicht mehr als 51,6—52,6 ccm verbraucht werden, um das Brom zu binden, welches aus der Mischung von je 50 ccm der volumetrischen Lösungen von Kaliumbromat und Kaliumbromid bei Zusatz von 5 ccm Schwefelsäure frei wird. Das Ende der Reaktion wird daran erkannt, dass Jodzinkstärkepapier durch die filtrirte Flüssigkeit nicht mehr gebläut wird."

Weniger umständlich und jedenfalls genauer lässt sich die Karbolsäure durch Brom bestimmen, wenn man die direkte Methode in eine Restmethode verwandelt, indem man die Bromlösung mit einer zur Ausfällung des Broms nicht ganz hinreichenden Menge der Karbolsäurelösung versetzt, das überschüssige Brom auf Jodkalium einwirken lässt und das frei gewordene Jod mit Natriumthiosulfat bestimmt.

Man gebraucht dann auch nicht absolut reines $KBr$ und $KBrO_3$, sondern man bestimmt den Wirkungswerth der Lösungen beider vorher gleichfalls durch Jodkalium und Natriumthiosulfat.

Man löst von Kaliumbromid $^1/_{20}$, vom Kaliumbromat $^1/_{100}$ Aeq. zum Liter. Das Abwägen beider kann auf einer gewöhnlichen Waage bewirkt werden. Je 50 ccm der Lösungen mischt man, versetzt mit Schwefelsäure, giebt Jodkalium zu, misst das ausgeschiedene Jod mit Zehntel-Normal-Natriumthiosulfat und notirt die verbrauchte Menge.

Zu anderen je 50 ccm der Bromid- und Bromatlösung giebt man nach dem Schwefelsäurezusatz Karbolsäurelösung (etwa 40 ccm einer Lösung von 1 g zu 1 Liter), schüttelt um, lässt unter zeitweiligem Umschütteln kurze Zeit stehen, giebt Jodkalium zu und misst wieder mit Natriumthiosulfat zurück. Was daran jetzt weniger verbraucht wird, entspricht der vorhanden gewesenen Karbolsäure. 1 ccm Zehntel-Normal-Natriumthiosulfat entspricht $^1/_{10\,000}$ Aeq. Brom oder, da 6 Aeq. Br 1 Aeq. Phenol entsprechen, $^1/_{60\,000}$ Aeq. Phenol, also 1 ccm $Na_2S_2O_3 = 0{,}0015666$ g $C_6H_5OH$.

Diese Operation wird man am besten in einem genügend grossen, mit Glasstöpsel zu verschliessenden Kolben vornehmen.

Ganz in derselben Weise wie die Karbolsäure oder das Phenol kann man auch das Kresol (Cresolum crudum, das früher Acidum carbolicum crudum benannte Präparat, ebenso Cresolum purum, Trikresol) mittelst Brom bestimmen. 1 ccm $Na_2S_2O_3 = 0{,}0018$ g Kresol, $C_6H_4CH_3 . OH$.

# Anhang.

## Handelschemische und hygienische Analysen.

### Soda.

Die Soda des Handels enthält neben dem Hauptbestand-
theil, dem kohlensauren Natron, noch Feuchtigkeit, schwefel-
saures Natron und Chlornatrium, daneben zuweilen geringe
Mengen von kieselsaurem und Aetznatron, Thonerde, Kalk.
Gewöhnlich ist nur die Gesammtalkalität zur Bestimmung des
Handelswerthes festzustellen.

Man titrirt wie S. 61—63 für reine und für rohe Pottasche
angegeben worden ist. Es ist üblich, die (gewöhnlich schwach
trübe Lösung) vor dem Titriren nicht zu filtriren, und so etwa
vorhandene geringe Mengen von Natriumaluminat und kieselsaurem Natron mit zu titriren und als Soda mit zu berechnen.
Statt in Procenten anzugeben, giebt man den Gehalt der
Soda oft auch in Graden an, eine Soda von $90\,^0/_0$ ist 90grädig.
Es ist auch üblich, bei Untersuchung von Seifenstein (durch
etwas Mangan grün gefärbtes Aetznatron) auf kohlensaures
Natron zu berechnen und die gefundene Menge, welche 100
sehr oft übersteigt, in Graden anzugeben. Soll in der Soda
das Chlornatrium mit bestimmt werden, so giebt man zu
der Lösung derselben diejenige Menge Säure weniger 0,1 ccm,
welche als zur Sättiguug nothwendig vorher ermittelt worden
war. Man hat dann eine ganz schwach alkalische Lösung,
die durch Silberlösung mit chromsaurem Kali als Indikator
direkt titrirt werden kann. Schwefelsäure, resp. schwefelsaures Natron wird am besten gewichtsanalytisch bestimmt,
soll die Bestimmung doch maassanalytisch geschehen, so giebt
man zu der sauren Lösung eine gemessene Menge Normal-

Chlorbaryumlösung, erhitzt, filtrirt ab, wäscht aus, fällt im Filtrat das Baryum als kohlensaures Baryum, wäscht es aus und titrirt es mit Säure und berechnet aus der Differenz. Aetznatron wird gleichfalls wie unter Pottasche (S. 63) angegeben bestimmt.

## Seife.

Das freie Alkali in der Seife kann wohl meistens als Carbonat angenommen werden; zur Bestimmung löst man 10 g Seife in 100 ccm Wasser und titrirt unter Verwendung von Phenolphthaleïn als Indikator mit HCl $^1/_{1000}$ bis zum Verschwinden der rothen Färbung. Hierauf setzt man eine überschüssige Menge Säure behufs Zerlegung der Seife und Abscheidung der Fettsäuren hinzu, erwärmt das Gemisch, damit die Fettsäuren zu einer klaren Oelschicht zusammenschmelzen, lässt erkalten, trennt die wässerige Schicht von den Fettsäuren, spült die Fettsäuren mit Wasser ab und titrirt dann den Säureüberschuss mit KOH $^1/_{1000}$ zurück, bis wieder Rothfärbung eintritt. Hierdurch findet man die an Fettsäuren gebunden gewesene Menge Alkali, woraus sich ein Schluss auf die Güte einer Seife machen lässt, da der Werth einer Seife ja lediglich auf dem Gehalt an fettsaurem Alkali beruht.

## Kochsalz.

Das Chlor wird in der filtrirten wässerigen Lösung durch Silber und chromsaures Kali titrirt, etwa vorhandene Schwefelsäure wie oben bestimmt. In den meisten Fällen ist aber bei der Handelsanalyse des Kochsalzes nur die (gewichtsanalytische) Bestimmung von Kali und Magnesia nöthig.

## Pottasche, Holzasche.

Die Bestimmung der Gesammtalkalität, der schwefelsauren und Chloralkalien wird in der filtrirten wässerigen Lösung bewirkt, wie bei Soda. Nicht selten ist auch eine Kalibestimmung nöthig, um etwaige Verfälschungen mit Natriumsalzen nachzuweisen, diese wird gewichtsanalytisch mit Kaliumplatinchlorid bewirkt.

## Essig.

Der Speiseessig enthält 3—4 $^0/_0$ Essigsäure, der sogenannte Einlegeessig 5—6 $^0/_0$; der Essig des Arzneibuches soll mindestens 6 %/$_0$ (vergl. S. 52) enthalten. Die Titrirung des für Küchenzwecke bestimmten Essigs geschieht in derselben Weise, wie es bei Acetum (S. 52) beschrieben ist. Für die Berechnung des Essigsäuregehaltes des Essigs ist zu bemerken, dass 1 ccm KOH $^1/_{1000}$ = 0,06 g Essigsäure ($CH_3$, COOH) entspricht.

## Weinsäure, Weinstein.

Weinsäure wird in Wasser gelöst und direkt mit Normalalkali titrirt. Das Aequivalent der (2 basischen) Weinsäure, $C_4H_6O_6$, ist 75, 1 ccm KOH $^1/_{1000}$ entspricht also 0,075 Weinsäure.

In dem rohen wie in dem gereinigten Weinstein kann es sich entweder nur um die Bestimmung des sauren weinsauren Kalis oder neben diesem noch um die Bestimmung der Gesammtweinsäure handeln.

Zur Bestimmung des sauren weinsauren Kalis löst man den Weinstein in heissem Wasser und titrirt heiss mit Normallauge bis zur alkalischen Reaktion. Es ist selbst bei Rohweinstein, der mit Wasser eine trübe, schwach roth gefärbte Lösung giebt, selten nöthig zu filtriren, da die Endreaktion auch in der trüben Flüssigkeit gut zu erkennen ist. Ist die Flüssigkeit dagegen stark roth gefärbt, so muss die Endreaktion durch Herausnehmen einer Probe und Betupfen von blauem Lackmuspapier ermittelt werden, denn der Farbstoff der Flüssigkeit geht mit der Sättigung derselben allmählich von Roth in Grün über und verdeckt dann die Reaktion.

Soll die Gesammtweinsäure ermittelt werden, so wird folgendermaassen verfahren:

Genau 3 g der fein gepulverten Substanz werden in einem kleinen Becherglase mit 30—40 ccm Wasser und 2—2,5 g kohlensaurem Kali versetzt und 10—20 Minuten lang unter öfterem Umrühren gekocht. Hierdurch wird das saure weinsteinsaure Kali, sowie auch die an Kalk gebundene Weinsteinsäure in neutrales weinsteinsaures Kali übergeführt. Das Ganze wird dann in einen Messcylinder oder einen 100 ccm fassenden Messkolben gebracht, abgekühlt, auf 100 ccm verdünnt, umgeschüttelt und nach einigem Stehen durch ein trockenes Filter in einen trockenen Kolben filtrirt. Hierauf dampft man 50 ccm des Filtrates auf ca. 10 ccm ein, versetzt zur Bildung von Weinstein mit 2 ccm Eisessig und fügt sodann etwa 100—120 ccm mindestens 95procentigen Alkohols zu. Um den Weinstein vollständig abzuscheiden, rührt man einige Zeit lang stark um und filtrirt nach kurzem Stehen ab. Der Rückstand wird mit 95procentigem Alkohol ausgewaschen, bis die ablaufende Waschflüssigkeit nach dem Verdünnen mit Wasser keine saure Reaktion mehr zeigt. Der noch feuchte Niederschlag wird sammt dem Filter in die Schale zurückgebracht und unter Umrühren mit Wasser bis zum Kochen erhitzt. Man titrirt nun diese Flüssigkeit mit Normalnatronlauge, wie bei einer gewöhnlichen Weinsteintitrirung. Die Anzahl der verbrauchten Kubikcentimeter mit 10 multiplicirt ergiebt direkt den Procentgehalt der angewandten Substanz an Weinsteinsäurehydrat, denn sie bezieht sich ja auf 1,5 g der ursprünglichen Substanz, also auf die $^1/_{100}$ Molekül Weinsteinsäurehydrat entsprechende Menge, welche in Form von Weinstein 10 ccm Normallauge verbrauchen würde.

Da der Weinstein ein saures Salz ist, so entspricht 1 Aeq. Lauge 2 Aeq. Weinsäure (in dieser Form):

$$C_4H_5KO_6 + KOH = C_4H_4K_2O_6 + H_2O.$$

1 ccm Normallauge ist also $= 0{,}188$ Weinstein.

1 „ 　　　„ 　　　„ 　„ $= 0{,}150$ Weinsäure in Form von Weinstein.

1 „ 　　　„ 　　„ aber $= 0{,}075$ Weinsäure in freiem Zustande.

Soll auch der Kalk im Weinstein mit bestimmt werden, so bringt man mit Hülfe von wenig Salzsäure vollständig in Lösung, versetzt mit oxalsaurem Ammoniak oder Kali, so lange noch ein Niederschlag entsteht (die Salzsäure muss vollständig wieder gebunden werden), filtrirt den Niederschlag ab, wäscht ihn gut aus, löst ihn dann wieder in Wasser mit Hülfe von verdünnter Schwefelsäure und titrirt mit übermangansaurem Kali, wie Seite 74 angegeben. Aus der Menge der gefundenen Oxalsäure kann der vorhanden gewesene weinsaure Kalk oder auch die an diesen gebundene Weinsäure direkt berechnet werden. Der weinsaure Kalk ist als neutrales Salz im Weinstein vorhanden, es entspricht also auch 1 Aeq. Oxalsäure 1 Aeq. weinsaurem Kalk, resp. 1 Aeq. Weinsäure.

# Kohlensaure und schwefelsaure alkalische Erden; Kesselstein.

Kohlensaure alkalische Erden können bestimmt werden, indem man sie mit Hülfe einer gemessenen Menge Normalsalzsäure in Lösung bringt, erhitzt und den Rest zurücktitrirt. Kieselsaure Salze (in Kalkstein, Dolomit etc. vorhanden) dürfen nicht gegenwärtig sein, da sie durch Salzsäure gleichfalls zersetzt werden, bei Anwesenheit derselben muss deshalb eine andere Methode gewählt werden.

Schwefelsaure alkalische Erden werden mit einer bekannten überschüssigen Menge kohlensauren Natrons gekocht, dann wird filtrirt, ausgewaschen und im Filtrat der Rest des kohlensauren Natrons bestimmt. Zur Kontrole können die auf dem Filter befindlichen kohlensauren Erden noch titrirt werden, wie oben (S. 107) angegeben.

In Kesselstein ist gewöhnlich nur auf Gyps Rücksicht zu nehmen, ist auch kohlensaurer Kalk vorhanden und zu bestimmen, so müssen zwei getrennte Portionen zu beiden Analysen verwendet werden.

## Ammonsalze.

Das Ammoniak in den Ammonsalzen kann, wenn in denselben sonst keine durch Aetznatron oder Aetzkali fällbaren Substanzen vorhanden sind, dadurch bestimmt werden, dass man dieselben mit einer gemessenen Menge Normallauge bis zur völligen Vertreibung des Ammoniaks kocht, die nicht zersetzte Aetzlauge zurückmisst und aus der verbrauchten die Menge des vorhandenen Ammonsalzes berechnet.

$$NH_4Cl + KOH = KCl + NH_3 + H_2O.$$

Man berechnet, wie überall in der Maassanalyse, durch das Aequivalentgewicht gleich direkt die Menge der gesuchten Verbindung. 1 ccm Normallauge entspricht

$$0,0535 \ NH_4Cl$$
$$0,066 \ (NH_4)_2SO_4 \ \text{etc.}$$

Ammonsalze, welche Eisen, Thonerde etc. enthalten, können so nicht analysirt werden; da die Aetzalkalien Eisen bezw. Thonerde fällen und dadurch gleichfalls neutralisirt werden, würde man auf diese Weise zu viel finden. In solchem Falle treibt man das entweichende Ammoniak in eine gemessene Menge Normalsäure und titrirt diese dann mit Lauge zurück. Der hierzu erforderliche Apparat ist einfach. Die Substanz wird in einen Kolben mittler Grösse gebracht, mit nicht mehr als nöthig Wasser gelöst und auf den Kolben ein durchbohrter Kork, der eine zweimal rechtwinklig gebogene Glasröhre trägt, gesetzt. Das abgewandte Ende dieser Glasröhre mündet in einen doppelt durchbohrten Kork, der auf einer Glasflasche sitzt, welche die Normalsäure enthält. Die Glasröhre ragt nur wenig aus dem unteren Ende des Korkes hervor. Durch die andere Oeffnung dieses Korkes geht eine zweimal rechtwinklig gebogene Glasröhre bis auf den Boden der Flasche, das andere Ende derselben geht ebenfalls durch einen doppelt durchbohrten Kork bis auf den Boden einer Flasche, gleich gross wie die, welche die Säure enthält. Ist der Schluss überall dicht befunden, so werden in die Flasche, welche das Ammonsalz enthält, einige Stückchen Kalihydrat gebracht und schwach erwärmt. Sehr bald beginnt eine lebhafte Ammoniakentwickelung, wird dieselbe schwächer, so erwärmt man stärker. Nachdem der grösste Theil des Wassers überdestillirt, lässt man bei geschlossenem Apparat erkalten, giebt dann noch etwas Wasser zu und destillirt wieder den grössten Theil desselben über. Man kann dann sicher sein, dass alles Ammoniak in die Vorlage übergegangen ist. Gegen das Ende der Operation schäumt die Flüssigkeit leicht, es ist dann besondere Aufmerksamkeit nöthig. Die vorgelegten Flaschen müssen von solcher Grösse sein, dass jede einzelne bequem die Gesammtmenge der überdestillirten Flüssigkeit fassen könnte.

## Chlorkalk.

Die Analyse des Chlorkalks ist Seite 82 bei der Analyse der officinellen Verbindungen ausführlich beschrieben, genau ebenso analysirt man die Handelswaare. Gewöhnlich drückt man nun bei Angabe der Analysenresultate die Stärke des Chlorkalkes in Graden aus, welche gleich sind den Procenten an wirksamem Chlor, in Frankreich (und auch in einigen deutschen Fabriken) dagegen bedeuten die Grade die Anzahl Liter Chlorgas von $0^0$ und 760 mm Barometerstand, welche aus einem Kilogramm des zu prüfenden Chlorkalkes frei gemacht werden können. Folgende Tabelle giebt die chlorimetrischen Grade für Frankreich und für Deutschland (und England) an:

| Französisch. | Deutsch. |
| --- | --- |
| 63 | 20,02 |
| 65 | 20,65 |
| 70 | 22,24 |
| 75 | 23,83 |
| 80 | 25,42 |
| 85 | 27,01 |
| 90 | 28,60 |
| 100 | 31,80 |
| 105 | 33,36 |
| 110 | 34,95 |
| 115 | 36,54 |
| 120 | 38,13 |
| 125 | 39,72 |
| 126 | 40,04 |

Die Procente berechnet man aus den französischen Graden durch Multiplikation der letzteren mit 0,318 (1 Liter Chlorgas $= 35,5$ Krithen wiegt 3,18 g).

## Braunstein.

Zur Untersuchung des Braunsteins können eine ganze Anzahl maassanalytischer Methoden benutzt werden. Man kann denselben mit Salzsäure erwärmen, das entwickelte Chlor in Jodkaliumlösung leiten und das frei gewordene Jod mit Natriumthiosulfat messen.

$$MnO_2 + 4\,HCl = MnCl_2 + 2\,H_2O + Cl_2$$
$$Cl_2 + 2\,KJ = 2\,KCl + J_2.$$

Oder man kann den Braunstein durch überschüssiges Ferrosulfat reduciren und die nicht zersetzte Menge des letzteren mit übermangansaurem Kali messen.

$$MnO_2 + 2\,FeSO_4 + 2\,H_2SO_4 = MnSO_4 + Fe_2(SO_4)_3 + 2\,H_2O.$$

Oder man reducirt den Braunstein mit überschüssiger Oxalsäure und misst die Restmenge der letzteren ebenfalls mit übermangansaurem Kali.

$$MnO_2 + C_2H_2O_4 + H_2SO_4 = MnSO_4 + 2\,CO_2 + 2\,H_2O.$$

Die erst angeführte Methode, bei welcher der Braunstein auf eine Weise zersetzt wird, die derjenigen seiner technischen Verwendung gleich ist, ist die üblichere und zweckmässigere:

Ein kleines Kölbchen von 50—60 ccm Inhalt wird mit einem gut paraffinirten, durchbohrten Korke verschlossen, durch den eine Glasröhre geht, die stumpfwinklig gebogen und an ihrem unteren Ende in eine Spitze ausgezogen ist. Diese Röhre muss bis auf den Boden eines etwa 30—32 cm langen und 2,5—3 cm weiten Reagircylinders reichen. In diesen Reagircylinder bringt man 3 g Jodkalium gelöst in 50 ccm Wasser, stellt denselben behufs der Abkühlung in kaltes Wasser, giebt sodann etwa 0,5 g Braunstein (abgewogen, nachdem er bei $100^0$ C. gut getrocknet worden) in die Kochflasche, giesst reichlich koncentrirte Salzsäure auf denselben, passt den Kork fest ein und erwärmt. In kurzer Zeit beginnt die Chlorentwickelung und in der Vorlage wird Jod ausgeschieden. Man muss das Erwärmen vorsichtig steigern, da, wenn die Chlorentwickelung zu heftig wird, man doch nicht gut die Flamme entfernen kann, des Zurücksteigens der Vorlageflüssigkeit halber. Sobald man zu bemerken glaubt, dass kein Jod mehr ausgeschieden wird, hebt man die Röhre aus der Vorlageflüssigkeit, bringt sie in ein anderes bereit gehaltenes Reagensglas mit weniger Jodkaliumlösung und setzt die Destillation noch kurze Zeit fort, man beobachtet dann leicht und scharf, ob noch Chlorentwickelung statt hat. Dann titrirt man die vereinigte Flüssigkeit mit Natriumthiosulfat. Da 2 Aeq. Cl einem 1 Aeq. $MnO_2$ entsprechen, wie aus der oben angegebenen Formel ersichtlich, so entsprechen auch 2 Aeq. J derselben Menge. 1 ccm $Na_2S_2O_3$ $^1/_{10\,000}$ entspricht also 0,00435 $MnO_2$.

Das Zurücksteigen der Flüssigkeit tritt übrigens bei obiger Destillation nicht so leicht ein, als es nach der Beschreibung wohl den Anschein hat, schon das Ausziehen der Röhre in eine Spitze verhindert ein rasches Zurücksteigen. Zweckmässig ist es auch noch, die Röhre an ihrem oberen Ende in eine Kugel auszublasen, oder direkt eine 50 oder 100 ccm fassende Pipette zu verwenden.

Wird der Braunstein mit Eisenvitriol zersetzt, so wird diese Zersetzung in einem Apparate vorgenommen, wie solche

Seite 71 beschrieben sind, da natürlich eine Oxydation des Eisens durch anderen Sauerstoff als den des Mangansuperoxyds ausgeschlossen sein muss.

## Wasserstoffsuperoxyd.

5 ccm der Superoxyd-Lösung werden mit 15 ccm verdünnter Schwefelsäure (1 : 5) versetzt, und mit einer Lösung von Kaliumpermanganat von bekanntem, durch Titriren gegen Eisenoxydullösung festgestellten Gehalt (S. 72), bis zur bleibenden Röthung titrirt (die Röthung hält sich auch hier nur einige Minuten). Der Process ist folgender:

$$5H_2O_2 + 2KMnO_4 + 3H_2SO_4 = K_2SO_4 + 2MnSO_4 + 8H_2O + 5O_2.$$

Ein Aequivalent Wasserstoffsuperoxyd vermag also die gleiche Menge Kaliumpermanganat zu reduciren wie ein Molekül Eisen als Oxydulverbindung. Das Aequivalent des Wasserstoffsuperoxyds ist 8,5, das des Eisens 28. Eine Lösung des Kaliumpermanganats, welche 28 Theilen Eisen entspricht, entspricht also 8,5 Theilen Wasserstoffsuperoxyd und hiernach ist die Berechnung anzustellen.

Wasserstoffsuperoxyd wird übrigens auch oft nach Volumprocenten verkauft. 3 Gewichtsprocente, wie man sie nach obiger Berechnung findet, entsprechen 10 Volumprocenten.

## Bestimmung freier Kohlensäure.

Sind grössere Mengen freier Kohlensäure in Flüssigkeiten (wie in Bier und künstlichen Mineralwässern) zu bestimmen, so treibt man die Kohlensäure durch Erwärmen in eine Vorlage, welche eine ammoniakalische Chlorcalciumlösung enthält. Hier wird die Kohlensäure absorbirt und als kohlensaurer Kalk gefällt, dieser wird abfiltrirt, ausgewaschen und mit Normalsäure titrirt. Man stellt am besten den Apparat so zusammen, wie den, welcher zum Auffangen des durch Aetzalkalien freigemachten Ammoniaks dient (S. 108). In manche Flüssigkeiten wird man auch die ammoniakalische Chlorcalciumlösung direkt eingeben können.

Kleinere Mengen freier Kohlensäure leitet man in eine Baryumhydroxydlösung von bekanntem Gehalt, es bildet sich Baryumcarbonat; das nicht zur Umsetzung verbrauchte Baryumhydroxyd titrirt man mit Oxalsäure zurück, es muss dies als

Tüpfelanalyse mit Hülfe von empfindlichem Curcumapapier
geschehen. So lange noch Baryumhydroxyd in der Flüssigkeit ist, bringt ein herausgenommener Tropfen der Flüssigkeit
auf Curcumapapier einen braunen Fleck hervor, dieser wird
mit dem Hinzufügen der Oxalsäure allmählich schwächer, bis
endlich, bei vollständiger Sättigung, die Flüssigkeit auf Curcumapapier gar nicht mehr reagirt. Die Titration muss rasch
geschehen, da Baryumhydroxyd an der Luft begierig Kohlensäure anzieht.

Selbstverständlich kann man auch gebundene Kohlensäure nach einer dieser Methoden bestimmen, wenn man dieselbe mit einer stärkeren Säure austreibt.

Das Aequivalent der Kohlensäure ist 22, ein Kubikcentimeter Normalsäure der zur Zersetzung des kohlensauren Kalkes
verbraucht wird, entspricht demnach $0,022\,g\,CO_2$. Entsprechend
ist auch die Rechnung beim Auffangen in Baryumhydroxyd;
dieses ist gewöhnlich, weil es nicht mit unverändertem Titer
haltbar ist, empirisch eingestellt.

Zur Bestimmung der Kohlensäure in der Luft nimmt
man gewöhnlich — nach *Pettenkofer* — eine Oxalsäurelösung,
welche $2,864\,g$ reine Oxalsäure zum Liter gelöst enthält. 1 ccm
dieser Lösung entspricht $0,001\,g\,CO_2$. Die Baryumhydroxydlösung (Barytlösung*) enthält 6—8 g krystallisirtes $Ba(OH)_2$
$+\,8\,H_2O$ im Liter. Dieselbe wird in Flaschen, wie eine in
Fig. 29 abgebildet ist, aufbewahrt.

Um mit Hülfe dieser Lösungen die Kohlensäure in der
Luft zu bestimmen, verfährt man folgendermaassen:

Völlig trockene Flaschen, deren Inhalt genau bekannt ist,
werden geöffnet dahin gestellt, wo die Kohlensäure in der
Luft bestimmt werden soll, und nachdem die Flaschen die
Temperatur ihrer Umgebung angenommen haben, wird ver-
mittelst eines Handblasebalges Luft in dieselben gepumpt,
wobei man vermeidet, den Kopf direkt über die Flaschen zu
halten, damit nicht die Ausathmungsluft des Arbeitenden direkt
in die Flasche gelangt. Dann werden, je nach der Grösse
der Flaschen 50—100 ccm Barytlösung in jede eingeschüttet,

---

*) Das vom Arzneibuch unter den Reagentien aufgeführte Baryt-
wasser ist sieben bis acht Mal so stark.

die Flaschen sofort mit sehr gut schliessenden Korken, am besten Gummipfropfen, verschlossen und kräftig umgeschüttelt. In kurzer Zeit wird die in den Flaschen befindliche Barytlösung alle Kohlensäure absorbirt haben. Man stellt kurze Zeit bei Seite, um die Barytlösung in den Flaschen zusammenlaufen zu lassen. Bei Entnahme der Luft hatte man bereits Barometerstand und Temperatur notirt, jetzt titrirt man 25 ccm der Barytlösung, wie sie zur Beschickung der Flaschen benutzt worden war, mit der Oxalsäure und notirt den Titer. Sodann entleert man den Inhalt der Flaschen in kleine Kölbchen, lässt den kohlensauren Baryt absitzen, entnimmt 25 ccm der Lösung und titrirt. Was jetzt an Oxalsäure weniger verbraucht wird, entspricht, da nur 25 ccm zur Titration Verwendung gefunden, mit 2 oder 4 multiplicirt — je nachdem 50 oder 100 ccm Barytwasser in eine Flasche gegeben worden waren — der Menge Kohlensäure, welche die in der betreffenden Flasche befindliche Luftmenge enthielt.

1 g Kohlensäure bei $0^0$ und 760 mm Barometerstand ist gleich 508,48 ccm Kohlensäure, 1 mg demnach $= 0,508$ ccm. Es ist deshalb noch nöthig, die bei dem Versuche herrschende Temperatur und den Barometerstand auf $0^0$ und 760 mm zu reduciren. Es geschieht dies nach der Formel

$$V_1 = \frac{VB}{760}(1 + 0,003\,665\,t),$$

wobei $V_1$ das gesuchte reducirte Luftvolumen, $V$ das zum Versuch verwandte Luftvolumen, $B$ den Barometerstand und $t$ die Temperatur bedeutet.

Ein Beispiel möge dieses erläutern.

Eine Flasche fasst 8100 ccm, sie wird mit 100 ccm Barytlösung beschickt, von dem 25 ccm durch 20 ccm Oxalsäure gesättigt wurden. Von der in der Flasche befindlich gewesenen Barytlösung gebrauchen 25 ccm noch 18 ccm Oxalsäurelösung. Die Temperatur betrug $20^0$ C., der Barometerstand 750 mm. Nach Abzug des Volumens der Barytlösung bleiben 8000 ccm für Luft

$$760 : 750 = 8000 : x.$$
$$x \text{ ist} = 7894,7 \text{ ccm,}$$

nun ist noch die Temperatur zu berücksichtigen. Für $1^0$ C.

dehnt sich die Luft um $^1/_{273}$ aus, der Ausdehnungskoëfficient ist also 0,003665, für $20^0$ demnach $0,07330 = 7894,7 \times 0,0733 = 578,68$. Ein Volum von 7894,7 ccm bei $20^0$ C. ist also reducirt auf $0^0$ C. $= 7894,7 - 578,7 = 7316,0$ ccm. Es wurden oben 2 ccm Oxalsäure weniger verbraucht; da 1 ccm $= 0,001$ g $CO_2$ ist, so ergiebt sich demnach für 7316,0 ccm Luft 0,008 g $CO_2$ oder für 10000 ccm Luft 10,92 mg $CO_2$ oder in Kubikcentimetern ausgedrückt, da 1 mg $CO_2$ bei 760 mm Barometerstand und $0^0$ C. $= 0,508$ ccm $CO_2$ ist, $= 5,52$ ccm $CO_2$.

10000 ccm Luft von 760 mm Barometerstand und $0^0$ C. enthalten 5,52 ccm $CO_2$.

## Verbandstoffe.

Zur Werthbestimmung einiger und zwar gerade der gebräuchlichsten Verbandstoffe ist die Maassanalyse ebenfalls verwendbar; da der Gehalt der Verbandstoffe an Arzneistoffen gegenüber dem Volumen der ersteren z. Th. ein geringer ist, so darf man nicht zu wenig Material in Arbeit nehmen und muss ferner dafür Sorge tragen, Durchschnittsproben zu erhalten, d. h. man darf nicht nur von den äusseren Theilen oder nur vom inneren Theile eines Packetes Proben entnehmen, sondern von beiden. Am besten schneidet man, wenn es angängig ist, von der Watte (in Tafelform) oder dem Mull (in Lagen) mittelst einer scharfen Scheere einen Streifen quer herüber ab. Den geringsten Gehalt an Arzneistoffen weisen Sublimatverbandstoffe auf, mehrere Procente betragend ist der Gehalt der Salicylsäure-, Borsäure- und Karbolsäure-Verbandstoffe, bis zu hohem Procentgehalt steigen Jodoformverbandstoffe an. Unter dem Procentgehalt wird vielfach bei Verbandstoffen nicht die im fertigen Präparat enthaltene Menge des Arzneistoffes, sondern die auf das Rohprodukt verwendete Menge desselben verstanden; bei Verbandstoffen, die nur geringe Mengen (bis zu einigen Procenten) Arzneistoff enthalten, entsteht hierdurch kein grosser Fehler. Sehr fällt diese fälschliche Bezeichnungsweise aber ins Gewicht, wenn es sich um Verbandstoffe handelt, welche grössere Mengen von Arzneistoffen enthalten und wenn diese ausserdem noch theuer sind, wie z. B. Jodoform. Ein angeblich $30^0/_0$iger Jodoformmull soll doch in 100 Theilen 30 Theile Jodoform enthalten; statt dessen wird vielfach darunter verstanden, dass auf 100 Theile Mull 30 Theile Jodoform verwendet worden sind; es enthalten demnach 130 Theile des Verbandstoffes 30 Theile Jodoform, es liegt also eigentlich ein nur 23%iger Jodoformmull vor. Diese Verhältnisse sind also bei Untersuchung von Verbandstoffen zu berücksichtigen.

Ist die Bestimmung der Arzneistoffe, auf das benützte Rohmaterial berechnet, verlangt, so ist es noch nöthig, dass die zur Befestigung dienenden Stoffe, wie Harz, Paraffin, Ricinusöl, Glycerin u. s. w. gesondert bestimmt werden, oder dass der ausgezogene Verbandstoff getrocknet und gewogen wird.

Zur Bestimmung der

### Karbolsäure

übergiesst man von geringhaltigen Verbandstoffen 10 g, von solchen mit höherem Gehalt 5 g in einem Literkolben mit Wasser, erwärmt einige Zeit auf etwa 80°, lässt dann erkalten, füllt zur Marke auf und filtrirt. Da die Karbolsäure meistens durch Harz oder Paraffin auf der Faser befestigt ist, so muss man während des Erwärmens den Literkolben häufig umschwenken, um die vorhandene Karbolsäure vollständig in wässerige Lösung zu bringen. Nach dem Erkalten schwimmt das Harz u. s. w. in der Flüssigkeit umher und bleibt beim Filtriren leicht zurück.

In einem Theile (25 oder 50 ccm) des erzielten Filtrats wird die Karbolsäure mittelst Brom ausgefällt und der Endpunkt durch Tüpfeln oder besser nach Zusatz von Jodkalium durch Zurücktitriren mit Natriumthiosulfat ermittelt. Vgl. hierüber das S. 102 Gesagte.

Zur Ermittelung des Gehaltes an

### Salicylsäure

übergiesst man je nach dem angegebenen Gehalt des betreffenden Verbandstoffes 5 bis 10 g mit 500 ccm destillirtem Wasser und erhitzt damit in einem Becherglase oder einer Porzellanschale, hierauf giebt man einige Tropfen Phenolphthaleïnlösung hinzu und titrirt dann mit Normallauge $^1/_{10\,000}$. War die Salicylsäure mit Harz oder dergleichen auf dem Verbandstoff befestigt, so muss man vor dem Titriren abfiltriren. den Verbandstoff auspressen und nachwaschen.

8*

1 ccm Normallauge $^1/_{10\,000}$ entspricht 0,0138 g Salicylsäure.  Dieselbe Bestimmungsmethode ist auch für mit

Benzoësäure

getränkte Verbandstoffe anwendbar; 1 ccm Normallauge $^1/_{10\,000}$
entspricht 0,0122 g Benzoësäure.

Zur Werthbestimmung der mit

Sublimat (Quecksilberchlorid)

getränkten Verbandstoffe ist zu bemerken, dass nur das wirklich
noch als solches vorhandene Quecksilberchlorid in Frage kommt,
da, abgesehen von den zu Quecksilberchlorür reducirten An-
theilen desselben, die mit der Faser in Verbindung getretenen
Theile nicht in Betracht kommen.  Deshalb darf der Sublimat-
verbandstoff auch nicht mit saurem Wasser ausgezogen werden,
welches die Verbindung von Quecksilberchlorid mit der Faser
lösen könnte, vielmehr muss man mit kochsalzhaltigem Wasser
ausziehen.  Dieses ist nicht nur ein besseres Lösungsmittel
als Wasser, und die Flüssigkeit benöthigt bei der späteren
Fällung mit Schwefelwasserstoff nach der einen Methode doch
eines Gehaltes an Natriumchlorid, weil ohne dieses das Schwefelquecksilber nicht zur Abscheidung gelangt, sondern suspen-
dirt bleibt.

I. Nach *Denner* werden 20,0 g des Sublimatverbandstoffes
mit 300 ccm 1 $^0/_0$ Natriumchlorid enthaltendem Wasser ausgezogen, 150 ccm des Filtrats unter Erwärmen mit Schwefel-
wasserstoffgas gesättigt und das gebildete Schwefelquecksilber
in einem Trichter gesammelt, dessen Rohr nicht zu fest mit
entfetteter Watte verstopft ist, und dort auch mit Wasser ausgewaschen.  Hierauf wird der Wattepfropf mit dem anhaftenden
Schwefelquecksilber in ein Kölbchen gebracht, der Trichter
mit einem neuen Stückchen angefeuchteter Watte ausgerieben,
um etwa am Trichter haftende Theilchen von Schwefelquecksilber nicht zu verlieren und dieses dem anderen hinzugefügt.
Nun übergiesst man das Schwefelquecksilber, um den bei der
folgenden Einwirkung von Jod abgeschiedenen Schwefel zu
lösen, mit etwa 3 ccm Schwefelkohlenstoff und fügt dann soviel
Normaljodlösung $^1/_{10\,000}$ hinzu, dass die Flüssigkeit noch deutlich
braun gefärbt bleibt, also überschüssiges Jod enthält.  Die

Einwirkung des Jods auf das Schwefelquecksilber wird durch folgende Gleichung ausgedrückt

$$HgS + 2\,J + 2\,KJ = HgJ_2,\ 2\,KJ + S.$$

Nachdem die Jodlösung einige Zeit auf das Schwefelquecksilber hat einwirken können, während das verschlossene Kölbchen mehrfach geschüttelt wurde, wird unter Verwendung von Stärkelösung als Indikator der Jodüberschuss mit Natriumthiosulfat zurücktitrirt.

1 ccm Normaljodlösung $^1/_{10\,000}$ entspricht 0,01355 g $HgCl_2$.

II. *Beckurts* hatte eine Methode angegeben, welche darin bestand, dass man den Auszug des Verbandstoffes mit Eisenoxydul-Ammonsulfat, hierauf mit Natronlauge, dann mit Schwefelsäure bis zur sauren Reaktion versetzte und dann das gebildete Quecksilberchlorür mit Permanganat titrirte. *Partheil* wies nach, dass diese Methode nicht brauchbar sei, wenn der Verbandstoff Glycerin enthält; die meisten Sublimatverbandstoffe enthalten aber Glycerin, um ein Verstäuben des Sublimats zu verhindern.

*Beckurts* hat deshalb seine Methode zu folgender, welche allgemein anwendbar ist, umgestaltet.

20 g Sublimatwatte oder eben so viel in Streifen zerschnittener Sublimatmull werden in einem Literkolben mit 0,5 g Natriumchlorid und 250 g warmem Wasser unter sorgfältiger Austreibung aller Luftblasen gemischt und nach dem Erkalten mit Wasser zu einem Liter aufgefüllt und gemischt. Hiervon werden 500 ccm*) abfiltrirt, in einer Kochflasche mit 0,2 g Eisenoxydulsulfat,**) darauf mit Natronlauge bis zur alkalischen Reaktion und schliesslich mit verdünnter Schwefelsäure bis zur sauren Reaktion versetzt. Nun wird zu der durch das gebildete Quecksilberchlorür trüben Flüssigkeit soviel Normal-

---

*) Genau 493 ccm, unter Berücksichtigung des specifischen Gewichts des Verbandstoffes, wenn dieses gleich dem der Baumwolle (1,4) angenommen wird, wonach 10 g Verbandstoff 7 g Wasser verdrängen.

**) Es ist empfehlenswerth, namentlich wenn fortlaufend derartige Werthbestimmungen ausgeführt werden, eine Eisenoxydulsulfatlösung (Ferrum sulfuricum praecipitatum 20 g, Acidum sulfuricum dilutum 40 g, Wasser zu 1000 ccm) vorräthig zu halten, von der jedes Mal 10 ccm (= 0,2 g Eisenoxydulsulfat) verwendet werden.

jodlösung $^1/_{100\,000}$*) hinzugefügt, bis ein kleiner Ueberschuss von Jod zugegen ist, den man sofort nach Zusatz von Stärkelösung durch Normal-Natriumthiosulfatlösung $^1/_{100\,000}$ zurücktitrirt.

Die Anzahl der zur Oxydation des Quecksilberchlorürs benöthigten Kubikcentimeter Jodlösung mit 0,00271 multiplicirt, ergiebt den Gehalt an Quecksilberchlorid in 10 g des Verbandstoffes.

Genau ebenso wie die Sublimatverbandstoffe untersucht man die Alembrothsalz enthaltenden. Ein Zusatz von Natriumchlorid ist hier nicht nöthig, da das im Alembrothsalz vorhandene Ammoniumchlorid dasselbe ersetzt. Nach *Lister* ist das Alembrothsalz aus 2,5 Theilen Quecksilberchlorid und 1 Theil Ammoniumchlorid (nach Pharm. Hispan. aus gleichen Theilen) zusammengesetzt.

Zur Ermittelung des Gehaltes an

### Eisenchlorid

in der solches enthaltenden, blutstillenden Watte, zieht man 5 g derselben mit Wasser aus, füllt auf einen Liter auf und bestimmt in 50 oder 100 ccm dieser Flüssigkeit den Gehalt in derselben Weise, wie dieses S. 83 beschrieben worden ist.

Um

### Jod

in Jodwatte nachzuweisen, zieht man 5 g derselben unter Zugabe von 1 g Jodkalium mit Wasser aus, füllt auf 1 Liter auf und ermittelt in 50 oder 100 ccm dieser Lösung den Jodgehalt nach Zusatz von Stärkelösung durch Titriren mit Normal-Natriumthiosulfatlösung.

Für die Bestimmung des

### Jodoforms

werden 10 g des Verbandstoffes mit Alkohol vollständig erschöpft, die Lösung mit einigen Tropfen Salpetersäure angesäuert und nun mit alkoholischer Silbernitratlösung $^1/_{10\,000}$

---

*) Bei Bereitung der Normaljodlösung $^1/_{100\,000}$ ist die dreifache der sonst üblichen Menge an Jodkalium zu nehmen, damit das sich bildende Quecksilberjodid in Lösung geht.

in der Wärme des Wasserbades titrirt, wobei man den Endpunkt durch Tüpfeln mit Natriumchlorid erkennt; ungefähr ist der Endpunkt schon daran zu erkennen, dass die alkoholische Lösung ganz farblos geworden ist, da dieselbe, so lange noch Jodoform zugegen ist, grünlichgelb gefärbt ist.

Bei vorstehender Reaktion findet nach folgender Gleichung

$$CHJ_3 + 3\,AgNO_3 + H_2O = 3\,AgJ + 3\,HNO_3 + CO$$

die Bildung von Jodsilber statt, und zwar entspricht jeder verbrauchte Kubikcentimeter Silberlösung $= 0{,}01313$ g Jodoform.

Ein Verfahren, welches für alle Verbandstoffe geeignet ist, die jodhaltige Arzneimittel (z. B. Jodum, Jodoform, Jodol, Sozojodolverbindungen, Aristol, Europhen etc.) enthalten, ist das folgende:

Man bringt 5 g des Verbandstoffes in ein Probirglas, giebt eine 2 cm hohe Schicht (etwa 20 g) gereinigten Zinkstaub*) darüber und erwärmt einige Zeit im Wasserbade. Hierauf wird das Zink in eine Maassflasche geschlämmt, welche bei 503 ccm**) eine Marke hat und bis dahin mit Wasser aufgefüllt. Nach dem Durchmischen werden 100 ccm des Filtrats mit Silbernitratlösung $^1/_{10000}$ titrirt (1 ccm $= 0{,}0127$ g Jod) und die gefundene Jodmenge auf den betreffenden Körper (Jodoform, Jodol etc.) berechnet.

## Phosphorsäurebestimmung.

Die Bestimmung der Phosphorsäure erfolgt entweder gewichtsanalytisch durch Molybdän oder maassanalytisch durch Uran. Die erstere Methode lässt sich überall anwenden, gleichgültig an welche Base die Phosphorsäure gebunden ist, die Uranmethode kann nur angewandt werden gegen Phosphorsäure, die an Alkalien, Magnesia oder Kalk gebunden ist und die sich in einer Lösung befindet, welche keine andere freie Säure als Essigsäure enthält.

Das Uran wird als essigsaures oder salpetersaures Salz

---

*) Der käufliche Zinkstaub wird durch Behandeln mit sehr verdünnter Salzsäure, Waschen bis zum Verschwinden der Chlorreaktion, dann mit Alkohol von anhaftendem Zinkoxyd befreit.

**) Die Marke 503 berücksichtigt das Volumen von 20 g Zinkstaub.

angewandt, man lässt eine Lösung desselben so lange zu der heissen Lösung des phosphorsauren Salzes fliessen, bis ein herausgenommener Tropfen des Gemisches in einer Blutlaugensalzlösung eine rothbraune Färbung hervorbringt. Da diese rothbraune Färbung wohl durch essigsaures, nicht aber durch phosphorsaures Uranoxyd, welches unlöslich ist, bewirkt wird, so kann dieselbe nicht eher auftreten als bis alle Phosphorsäure ausgefällt ist und lösliches Uransalz sich in der Flüssigkeit befindet.

Zur Herstellung der Uranlösung löst man 35—40 g Uranacetat mit Hülfe von etwas Essigsäure in Wasser, füllt zum Liter auf und stellt einige Tage bei Seite (um basisches Salz abscheiden zu lassen), oder man wählt Urannitrat, löst davon ebenso viel und macht die Lösung desselben, welche gewöhnlich etwas freie Salpetersäure enthält, durch essigsaures Ammon essigsauer.

Ferner löst man 14,72 g Natriumammoniumphosphat ($NH_4NaHPO_4 + 4H_2O$) zum Liter. Jeder ccm dieser Lösung entspricht 0,005 $P_2O_5$. Endlich löst man noch 100 g Ammoniumacetat und 100 g officineller Essigsäure in Wasser zum Liter. Sodann stellt man die Uranlösung auf die Lösung des Phosphorsalzes, welche als Ursubstanz dient, ein.

Man pipettirt 25 oder, da es sich um die Einstellung einer Titerflüssigkeit handelt, noch besser 50 ccm Phosphorsalzlösung in ein Becherglas, setzt 100 ccm der Lösung des essigsauren Ammons hinzu und erwärmt. Ist die Flüssigkeit heiss, so lässt man aus einer Bürette die Uranlösung zufliessen, nach jedem Zusatze noch kurze Zeit erwärmend und dann einen Tropfen der Gesammtflüssigkeit herausnehmend, den man auf einer Porzellanplatte mit einer frisch bereiteten schwachen (koncentrirte und längere Zeit gestandene Ferrocyankaliumlösungen lassen die braune Farbe nicht so schön erkennen) Lösung von gelbem Blutlaugensalz zusammenbringt.

Hiermit fährt man fort, bis bei einem neuen Zusatze in der Blutlaugensalzlösung eine rothbraune Färbung auftritt. Man thut gut, nicht die erste leise Färbung als Endreaktion anzunehmen, da diese, wenn man mit gefärbten Flüssigkeiten zu arbeiten hat, schwierig zu erkennen ist, sondern man titrirt bis zu einem kräftigen Rothbraun.

Nachdem man sich durch entsprechende Kontrolbestimmungen von der Richtigkeit der Analyse überzeugt hat, verdünnt man die Uranlösung so, dass 1 ccm derselben genau 1 ccm Phosphorsalzlösung, also 0,005 $P_2O_5$ entspricht.

Man kann auch umgekehrt titriren, indem man die Uranlösung erhitzt und die Phosphatlösung bis zum Verschwinden der Färbung mit Ferrocyankalium zusetzt.

Mit der eingestellten Uranlösung kann man nun Bestimmungen der Phosphorsäure*) in Wein, Bier, Harn (wie in den betreffenden Abschnitten angegeben) ausführen, zur Analyse von Düngemitteln ist dieselbe aber nicht ohne Weiteres zu benützen, sondern man muss sich hierbei an die vereinbarten und im nächsten Abschnitt angegebenen Modifikationen der Methode halten. Die Genauigkeit der Methode wird nämlich durch sehr viele Einflüsse beeinträchtigt. Durch das Vorhandensein von organischen Substanzen überhaupt, durch die grössere oder geringere Koncentration der Lösungen, durch die leichte Fällbarkeit des phosphorsauren Kalks aus essigsaurer Lösung und Aehnliches mehr. Ich möchte auch noch besonders hervorheben, dass die Nüance der Endreaktion nicht so leicht zu merken ist und dass man deshalb, hat man einige Zeit nicht nach der Methode gearbeitet, sehr gut thut, durch eine Urprüfung sich dieselbe erst wieder einzuprägen. Es ist eine Kontrole auch deshalb empfehlenswerth, weil die Uranlösung nicht unbegrenzt haltbar ist, sondern nach und nach sich zersetzt und schwächer wird. Die Methode liefert überhaupt nur dann gute Resultate, wenn mit Uranlösung genau unter denselben Bedingungen titrirt wird, unter denen dieselbe eingestellt ist, deshalb besteht für die Düngemittelanalyse die Bestimmung, dass die Uranlösung gegen phosphorsauren Kalk eingestellt werden soll. Muss unter anderen Bedingungen gearbeitet werden, als die bei der Urprüfung vorhandenen waren, so giebt die Uranmethode nicht mehr als annähernde Resultate.

---

*) Selbstverständlich nur der dreibasischen (Ortho-)Phosphorsäure; Meta- und Pyro-Phosphorsäure müssten erst in die dreibasische Säure übergeführt werden.

# Phosphorsäurebestimmung in Düngemitteln.

Da eine solche wohl nicht gerade selten in Apotheken verlangt wird, gebe ich die Vereinbarungen, welche zur Zeit für diese Analyse gelten, ausführlich und auch in den Punkten wieder, welche sich nicht nur auf das Titriren, sondern auch auf Vorbereitung der Proben, Extraktions- und Gewichtsmethode beziehen, da nur hierdurch die für die maassanalytischen Bestimmungen geltenden Punkte verständlich werden.

## A. Vorbereitung der Proben im Laboratorium.

Trockene Proben von künstlichen Düngemitteln dürfen, namentlich, wenn dieselben aus verschiedenen Materialien hergestellt sind (z. B. ammoniakalische Superphosphate), behufs besserer Zerkleinerung gesiebt werden, falls es ihrer groben Beschaffenheit wegen wünschenswerth erscheint; jedoch muss alsdann der gesammte auf dem Sieb verbliebene gröbere Antheil so fein zerkleinert werden, dass er durch die Maschen des Siebes fällt und mit dem zuerst abgesiebten Antheil gleichmässig gemischt werden kann.

Bei feuchten Düngemitteln, wo letzteres nicht erreicht werden kann, ist das Sieben unstatthaft; es hat sich hier die Vorbereitung auf eine sorgfältige Durchmischung in der Reibeschale zu beschränken.

Bei Ankunft der Proben ist das Gewicht derselben zu bestimmen und die eine Hälfte der Probe zur Analyse vorzubereiten, die andere Hälfte in unvorbereitetem Zustande in dicht schliessenden Gläsern in einem kühlen Raume ein Vierteljahr lang aufzubewahren, falls über die Aufbewahrung nicht anderes bestimmt worden ist.

Bei Uebersendung von Restproben ist entweder die ganze Menge der letzteren dem kontrolirenden Chemiker zu übermitteln, oder es hat vor der Theilung der Probe eine sorgfältige Durchmischung in einer grossen Reibeschale zu geschehen.

Das Trocknen der Rohphosphate und der Knochenkohle geschieht bei 105—110°. Enthalten erstere kohlensaures Ammoniak, so muss dasselbe dabei bestimmt werden.

Es ist dahin zu wirken, dass den untersuchenden Chemikern nur sorgfältig entnommene Durchschnittsmuster von 250—500 g Gewicht übersendet werden. Diese Proben sind in gut verschlossene Glasgefässe zu verpacken.

Bei Substanzen, welche beim Pulvern ihren Wassergehalt ändern, muss sowohl in der feinen, wie in der groben Substanz der Wassergehalt bestimmt und das Resultat der Analyse auf den Wassergehalt der ursprünglichen groben Substanz umgerechnet werden.

## B. Bestimmung der wasserlöslichen Phosphorsäure der Superphosphate.

### I. Extraktions-Verfahren.

Zwanzig Gramm des betreffenden Superphosphats werden in einer Reibeschale mit Wasser wiederholt angeschlämmt und (ohne starkes Drücken) mit dem Pistill vertheilt in eine Literflasche gespült. Nach Beendigung dieser Operation wird sofort bis zur Marke aufgefüllt.

Gewöhnliche Superphosphate, ohne einen erheblichen Gehalt an zurückgegangener Phosphorsäure, werden zwei Stunden unter häufigem Umschütteln digerirt und sodann abfiltrirt. Ebenso werden Doppelsuperphosphate und Lahnphosphoritsuperphosphate behandelt.

Das Volumen des ungelöst gebliebenen Rückstandes bleibt bei der späteren Berechnung unberücksichtigt.

Bei Superphosphaten, deren Phosphorsäure-Gehalt nicht erheblich mehr als $20^0/_0$ beträgt, werden 200 ccm Filtrat mit 50 ccm essigsaurer Ammoniakflüssigkeit (100 g essigsaures Ammonium und 100 ccm Essigsäure auf ein Liter) behufs Abscheidung des phosphorsauren Eisens und der phosphorsauren Thonerde versetzt. Der klar abgesetzte Niederschlag wird abfiltrirt, dreimal mit heissem Wasser ausgewaschen, geglüht, gewogen und zur Hälfte als aus Phosphorsäure bestehend berechnet.

Bei Superphosphaten von erheblich mehr als $20^0/_0$ löslicher Phosphorsäure werden 100 ccm Filtrat nach dem Verdünnen mit 100 ccm destillirtem Wasser mit 50 ccm essigsaurer Ammoniakflüssigkeit versetzt, und es wird alsdann wie oben verfahren.

## II. *Ausführung der maassanalytischen Bestimmung der Phosphorsäure.*

Die maassanalytische Bestimmung der Phosphorsäure ist in allen Superphosphaten zulässig, welche nicht mehr als $1\,^0/_0$ Phosphorsäure in Verbindung mit Eisenoxyd oder Thonerde enthalten.

Zur Titration wird eine aus salpetersaurem Uran bereitete Lösung verwendet. Zur Herstellung der Normalkoncentration (1 ccm Uran $= 0,005\ P_2O_5$) löst man 35,5 g salpetersaures Uran in 1000 ccm Wasser und versetzt zur Abstumpfung der meistens vorhandenen kleinen Mengen von freier Salpetersäure mit 4 g essigsaurem Ammon.

Die Titerstellung dieser Lösung erfolgt entweder gegen eine wie oben angegeben bereitete Lösung eines circa $16\,^0/_0$ lösliche Phosphorsäure enthaltenden, vollkommen eisenfreien Superphosphats oder gegen eine Lösung von 7,5 g Tricalciumphosphat in einer entsprechenden Menge Schwefelsäure. Bei der Titerstellung der Uranlösung sind dieselben Mischungsverhältnisse der Phosphorsäurelösung mit essigsaurem Ammon einzuhalten wie bei der Untersuchung der Superphosphate. In jedem Falle wird der Phosphorsäuregehalt der Titerflüssigkeit nach der Molybdänmethode festgestellt.

Zur Ausführung der Titration werden 50 ccm der vom phosphorsauren Eisenniederschlage abfiltrirten, durch das Waschwasser des letzteren nicht verdünnten Lösung des zu untersuchenden Superphosphats (darin 40 ccm ursprüngliche Lösung und 10 ccm essigsaure Ammoniaklösung) verwendet. Die Endreaktion wird nach jedesmaligem Erhitzen im kochenden Wasserbade auf einer weissen Porzellanplatte entweder durch fein geriebenes Blutlaugensalz oder eine täglich frisch zu bereitende Lösung desselben festgestellt. Die Endreaktion besteht in einer auftretenden Braunfärbung.

## III. *Ausführung der gewichtsanalytischen Bestimmung der Phosphorsäure nach der Molybdänmethode.*

25 resp. 50 ccm kieselsäurefreier Phosphatlösung, in welcher $0,1—0,2$ g $P_2O_5$ enthalten seien, werden in ein Becherglas gebracht und mit so viel koncentrirter Ammonnitratlösung und so viel Molybdänlösung versetzt, dass die Ge-

sammtflüssigkeit $15^0/_0$ Ammonnitrat enthalte und auf 0,1 g $P_2O_5$ nicht unter 50 ccm Molybdänlösung vorhanden seien.*) Der Inhalt des Becherglases wird im Wasserbade auf circa 80 bis 90° C. erhitzt, etwa eine Stunde zur Seite gestellt, dann filtrirt und der Niederschlag mit verdünnter Ammonnitrat- lösung ausgewaschen.**) Das Becherglas wird jetzt unter den Trichter gestellt, das Filter mit einem Platindraht durch- stochen, der Niederschlag mit $2^1/_2{}^0/_0$ Ammoniakflüssigkeit unter reichlichem Nachwaschen des Filterpapiers in das Becherglas gespült, durch Umrühren mit dem Glasstabe gelöst und even- tuell noch so viel $2^1/_2$ procentige Ammoniakflüssigkeit zugefügt, dass das Flüssigkeitsvolum circa 75 ccm beträgt. Auf 0,1 g $P_2O_5$ werden jetzt 10 ccm Magnesiamixtur unter beständigem Umrühren eingetröpfelt**) und das Becherglas, mit einer Glas- platte bedeckt, zwei Stunden zur Seite gestellt. Darauf wird der Niederschlag abfiltrirt, mit $2^1/_2$ procentigem Ammoniak bis zum Verschwinden der Chlorreaktion ausgewaschen und ge- trocknet. Den Niederschlag bringt man alsdann in einen Platintiegel, wirft auch das zusammengeknäulte Filter mit hinein, erhitzt bei bedecktem Tiegel, bis das Filter verkohlt ist, glüht 10 Minuten den schiefgelegten Tiegel im Bunsen- schen Brenner, darauf noch 5 Minuten im Gebläse, lässt im Exsiccator erkalten und wägt.

Zur Bestimmung der in Folge der Gegenwart von Eisen oder Thonerde zurückgegangenen, assimilirbaren oder citratlöslichen Phosphorsäure werden 5 g Superphosphat

---

*) Bei Gegenwart von $15^0/_0$ Ammonnitrat genügt etwa die Hälfte der sonst nothwendigen Molybdänlösung zum Ausfällen und fällt der Molybdänniederschlag unter den oben angegebenen Verhältnissen schneller und mit vollkommener Genauigkeit aus.

**) Das Auswaschen des Molybdänniederschlages mit Ammonnitrat- lösung giebt vollkommen genaue Resultate. Nach genauen Versuchen lösen 100 ccm Molybdänlösung ebenso wie 100 ccm Ammonnitratlösung weniger als 0,1 mg $P_2O_5$ aus dem Molybdänniederschlag auf.

***) Ein allmähliches Zufügen der Magnesiamixtur ist unter allen Umständen gerathen, auch dann, wenn man (wie es noch fast allgemein, aber nicht empfehlenswerther Weise geschieht) die ammoniakalische Lö- sung des Molybdänniederschlages zuvor durch Salzsäurezusatz annähernd neutralisirt.

in derselben Weise, wie dieses S. 123 für die Bestimmung der wasserlöslichen Phosphorsäure beschrieben ist, statt mit Wasser mit verdünnter Citratlösung unter Abschlämmen fein gerieben und mit verdünnter Citratlösung auf 500 ccm aufgefüllt, etwa 18 Stunden bei Zimmertemperatur stehen gelassen und filtrirt. Die weitere Behandlung ist die gleiche, wie die vorstehend beschriebene.

*Koncentration der erforderlichen Lösungen.*

1. Verdünnte Citratlösung. 30 g Citronensäure werden in Wasser gelöst, mit Ammoniak neutralisirt, noch 2 g Citronensäure hinzugefügt und mit Wasser bis zu 1 Liter verdünnt.

2. Molybdänlösung. 150 g molybdänsaures Ammon mit Wasser zu 1 Liter Flüssigkeit gelöst und in 1 Liter Salpetersäure von 1,2 spec. Gew. gegossen.

3. Koncentrirte Ammonnitratlösung. 750 g Ammonnitrat mit Wasser zu 1 Liter Flüssigkeit gelöst.

4. Verdünnte Ammonnitratlösung zum Auswaschen. 100 g Ammonnitrat mit Wasser zu 1 Liter Flüssigkeit gelöst.

5. Magnesiamixtur. 55 g krystallisirtes Chlormagnesium und 70 g Chlorammonium in 1 Liter $2^1/_2$ procentiger Ammoniakflüssigkeit gelöst.

### C. Die Bestimmung der unlöslichen resp. Gesammtphosphorsäure.

1. Die Bestimmung der Phosphorsäure im Knochenmehl, 2. desgl. im Fischguano und Fleischguano, 3. desgl. in Rohphosphaten, 4. desgl. der Gesammtphosphorsäure in Superphosphaten soll erfolgen, nachdem die genannten Substanzen mit chlorsaurem Kali und Salzsäure oder Salpetersäure oxydirt worden sind, entweder maass- oder gewichtsanalytisch, je nachdem, den angeführten Vereinbarungen nach, die eine oder andere Methode indicirt ist. Soll titrirt werden, so ist zur Oxydation neben dem chlorsauren Kali Salzsäure anzuwenden, bei der Gewichtsmethode ist dagegen Salpetersäure vorzuziehen.

### Zuckerbestimmung.

Da Zuckerbestimmungen in den Apotheken ziemlich häufig vorkommen, so sei die Ausführung derselben hier etwas ausführlicher beschrieben.

Von den bekannteren Zuckerarten reduciren Traubenzucker, Invertzucker und Milchzucker direkt die alkalische
Kupferlösung (Fehling'sche Lösung), welche gewöhnlich zur
Bestimmung benutzt wird, Rohrzucker thut dies nicht, er kann
aber leicht in Invertzucker umgewandelt werden. Auch Dextrin und Stärke können durch Kochen mit Säure in eine re-
ducirende Zuckerart, in Traubenzucker, umgewandelt und
dadurch bestimmt werden. Diese Umwandlung geht jedoch
bei weitem nicht so rasch vor sich, als die des Rohrzuckers,
es muss in Druckfläschchen erhitzt werden, bei welchen der
Glasstöpsel durch eine geeignete Vorrichtung fest auf die
Flasche gedrückt wird (vergl. Fig. 33—37 auf S. 157).

Bereitung der alkalischen Kupferlösung nach Fehling.

34,639 g Cuprum sulfuricum purissimum in nicht verwitterten Krystallen werden in einem Becherglase oder Kolben
in ca. 200 ccm destillirtem Wasser unter Erwärmen gelöst;
ebenso werden 173 g Seignettesalz in 500—600 ccm Natronlauge von 1,12 spec. Gew. (10 procentig) in einem Literkolben
gelöst. In letztere Lösung bringt man nach und nach unter
Umschwenken die Kupfervitriollösung. Nachdem die Flüssigkeit bis zur Normaltemperatur abgekühlt ist, wird zum Liter
aufgefüllt. War der Kupfervitriol eisenhaltig, was gar nicht
selten der Fall ist, so schwimmen feine Flöckchen von Eisen-
hydroxyd in der Flüssigkeit.

Der Kupfervitriol muss hierbei ganz genau abgewogen
werden, bei Seignettesalz und Natronlauge ist höchste Genauigkeit nicht erforderlich, immerhin aber ist es gut, wenn
die Flüssigkeit stets eine ziemlich gleiche Koncentration
besitzt.

Da die alkalische Kupferlösung durch Luft und Licht
leicht zersetzt wird, so füllt man dieselbe in kleine Flaschen,
versiegelt dieselben und bewahrt sie an einem kühlen und
dunklen Orte auf. Hat die Lösung längere Zeit gestanden,
so muss sie jedenfalls vor ihrer Verwendung geprüft werden
und zwar durch Erhitzen einer kleinen Probe im Reagensglase. Dieselbe muss hierbei vollkommen klar bleiben. Eine
Lösung, welche beim Kochen trübe wird oder gar einen
Niederschlag von Kupferoxydul liefert, muss weggeworfen

werden, da sie durch kein Mittel wieder brauchbar zu machen ist.

Für diejenigen, welche wenig Zuckerbestimmungen auszuführen haben, ist es jedoch noch mehr zu empfehlen, die Lösungen einzeln aufzubewahren; jede für sich aufbewahrt, sind dieselben dem Verderben kaum unterworfen. Man löst dann einerseits 69,278 g Kupfervitriol zum Liter, andererseits 340 g Seignettesalz und 100 g Natriumhydrat gleichfalls zum Liter. Beide Flüssigkeiten mischt man erst vor dem Gebrauche zusammen, wobei auf genaues Abmessen zu achten ist. Oder man stellt jedesmal nur 100 ccm der Gesammtlösung dar, indem man annähernd 50 ccm alkalische Seignettesalzlösung in ein 100 ccm-Kölbchen bringt, dann genau 50 ccm Kupfervitriollösung zugiebt und dann mit der ersten Lösung bis zur Marke auffüllt. Wenn nur je 10 oder 20 ccm und nicht in einem graduirten Gefäss zusammengemischt werden, entsteht, weil sich beim Vereinigen der Flüssigkeiten zuerst stets etwas weinsaures Kupfer abscheidet, das wieder in Lösung gebracht werden muss, leicht ein Fehler.

Diese Lösung reducirt nun, innerhalb gewisser Grenzen, stets die gleiche Menge Zucker, sobald die Koncentration der verwandten Lösungen annähernd die gleiche ist. *Soxhlet*, welcher zahlreiche Versuche angestellt hat, auf welche Weise durch diese Methode die genauesten Resultate zu erreichen sind, schlägt folgendes Verfahren zu ihrer Anwendung vor:

50 ccm der alkalischen Kupferlösung oder 25 ccm Kupfervitriol- und 25 ccm alkalische Seignettesalz-Lösung gemischt, werden in einer tiefen Porzellanschale zum Kochen erhitzt und von der Zuckerlösung portionenweise so lange hinzugesetzt, bis die Flüssigkeit nach dem entsprechend langen Aufkochen nicht mehr blau erscheint. Durch diese Vorprobe stellt man den Zuckergehalt der Lösung annähernd — etwa auf $10\,^0/_0$ der Gesammtmenge — fest; man verdünnt nun die Zuckerlösung so weit, dass sie $1\,^0/_0$ Zucker enthält. Die wahre Koncentration wird dann 0,9—1,1 sein, welche geringe Abweichung von der gewünschten Koncentration auf das Resultat keinen Einfluss hat. Man erhitzt nun zur genaueren Bestimmung neuerdings 50 ccm *Fehling*'sche Lösung, ohne dieselbe mit

Wasser zu verdünnen, mit einer dem vorhergehenden Versuche entsprechenden Menge der Zuckerlösung — wenn man mit Traubenzucker arbeitet, also mit etwa 23 ccm — so lange, als für die betreffende Zuckerart erforderlich (bei Trauben-, Invertzucker, Lactose 2, bei Maltose 4, Milchzucker 6 Minuten) und giesst nun die ganze Flüssigkeit auf ein entsprechend grosses, doppeltes, genässtes Faltenfilter; ist das Filtrat grün oder gut erkennbar grünlich, so ist eine weitere Prüfung auf Kupfer selbstverständlich überflüssig, ist es gelb, so kann noch immer Kupfer in demselben gelöst sein; um dieses zu erkennen, säuert man, wenn ungefähr ein Drittel der Flüssigkeit abfiltrirt ist, das Filtrat im Becherglase mit Essigsäure an und versetzt mit Blutlaugensalzlösung; dunkle Rothfärbung zeigt Anwesenheit grösserer Mengen, ein blasses Rosa nur Spuren von Kupfer an, verändert sich die Farbe nicht, so ist alles Kupfer ausgefällt. War Kupfer in Lösung, so nimmt man zu einem neuen Versuch eine grössere Menge der Zuckerlösung, und zwar giebt die Intensität der Kupferreaktion hierfür einen Anhaltspunkt. Erwies sich beim ersten Versuch das Filtrat von Kupfer frei, so nimmt man 1 ccm Zuckerlösung weniger, etc. etc.

In der Anstellung solcher Versuche fährt man so lange fort, bis zwei Versuche, in welchen nur um 0,1 ccm verschiedene Mengen Zuckerlösung angewendet wurden, Filtrate ergeben, von denen das eine kupferhaltig, das andere kupferfrei befunden wird. Die zwischen diesen beiden Mengen liegende Quantität Zuckerlösung kann als jene betrachtet werden, die gerade zur Zersetzung von 50 ccm *Fehling*'scher Lösung nothwendig ist. *Soxhlet* hat in der Regel nie mehr als 5—6 solcher Versuche angestellt, um die richtige Menge zu finden. Als Beispiel für die Ausführung einer Traubenzuckerbestimmung diene folgende von *Soxhlet* ausgeführte Bestimmung. Von einem käuflichen Stärkezucker wurden 10 g auf 250 ccm Lösung gebracht; von dieser Lösung waren in der Vorprobe 8 ccm erforderlich, um 50 ccm *Fehling*'sche Lösung so weit zu zersetzen, dass die blaue Farbe der Flüssigkeit verschwunden war. 50 ccm *Fehling*'sche Lösung = 23,76 ccm,*) rund 24 ccm $1^0/_0$ige Traubenzuckerlösung.

---

*) Vgl. S. 133.

8 ccm der Zuckerlösung waren also auf 24 ccm, oder 83,3 ccm auf 250 ccm aufzufüllen, um eine Lösung von annähernd $1^0/_0$ Gehalt an Traubenzucker zu erhalten; von dieser Lösung wurden zu 50 ccm *Fehling*'scher Lösung hinzugesetzt:

20,3 ccm Filtrat blaugrün.

24,0 „     „     grünlich.

25,0 „     „     gelb; keine Kupferreaktion.

24,5 „     „     gelb; mit Blutlaugensalz dunkelroth.

24,7 „     „     gelb; mit Blutlaugensalz hellroth.

24,8 „     „     gelb; mit Blutlaugensalz keine Kupferreaktion.

Mithin verbraucht 24,75 ccm.

24,75 ccm der Zuckerlösung enthalten, da 50 ccm *Fehling*'sche Lösung durch 23,76 ccm $1^0/_0$ige Traubenzuckerlösung*) (1 g in 100 ccm) zersetzt werden, 0,2376 g Traubenzucker; 250 ccm (= 83,3 ccm ursprüngliche Lösung) enthalten daher 2,4 g Traubenzucker und 250 ccm der ursprünglichen (dreimal stärkeren) Lösung dreimal so viel (2,4 g $\times$ 3) = 7,2 g gegenüber 10 g Substanz; mithin enthält die angewandte Substanz $72,0^0/_0$ wasserfreien Traubenzucker. Selbstverständlich kann man sich in den meisten Fällen die zweifache Auffüllung, um die geeignete Koncentration zu erhalten, ersparen, da man ja meistens den Zuckergehalt der Substanz annähernd kennt und es genügt, die Koncentration bis auf $^1/_4\,^0/_0$ richtig zu haben.

Bei gefärbten Flüssigkeiten lässt sich der Kupfergehalt im Filtrat schwieriger durch die Blutlaugensalzprobe erkennen; die Schwefelwasserstoffreaktion, an und für sich unempfindlicher, giebt noch schlechtere Resultate. In solchen Fällen ist folgendes Verfahren einzuschlagen, welches in stark gefärbten Flüssigkeiten ebenso scharf eine geringe Kupfermenge anzeigt, als die Blutlaugensalzprobe in farblosen Flüssigkeiten; nur ist es etwas umständlicher. Man kocht das Filtrat im Becherglase mit einigen Tropfen der Zuckerlösung etwa eine Minute und lässt 3—4 Minuten ruhig stehen; hierauf giesst man die Flüssigkeit aus dem Becherglase und wischt den Boden des letzteren mit einem Stück weissen Filtrirpapiers aus, das man um einen Glasstab gewickelt hat; war noch Kupfer in Lösung, so ist selbiges durch das Kochen mit Zucker-

---

*) Vgl. S. 133.

lösung als Kupferoxydul abgeschieden worden und färbt, da
es sich während des kurzen Stehens zu Boden gesenkt hat,
das Wischpapier roth. Grössere Mengen lassen sich schon
durch den rothen Beschlag an Glaswand und Boden mit
Leichtigkeit und Sicherheit erkennen. Mittelst dieser Reaktion
lassen sich z. B. die Mengen des unzersetzten Zuckers in Zucker-
couleur bestimmen, eine Flüssigkeit, die wohl die gefärbteste
und für die Erkennung einer Farbenreaktion ungünstigste sein
dürfte.

Nur auf die oben beschriebene Weise sollen nach *Soxhlet*
mit *Fehling*'scher Lösung gute Resultate zu erlangen sein, denn
die allgemeine Annahme: 1 Aequivalent Zucker reducire
10 Aequivalente Kupferoxyd, ist, nach *Soxhlet*, durch Nichts
begründet. Beim Titriren $^1/_2$—$1^0/_0$iger Traubenzuckerlösung
mit *Fehling*'scher Lösung werden allerdings, wenn letztere mit
dem 4 fachen Volum Wasser verdünnt ist, für je 0,5 g Traubenzucker 101 ccm *Fehling*'sche Lösung verbraucht, also fast
ebenso viel — ein Procent mehr — als dem Reduktionsverhältniss von 1 : 10 entspricht. Angenommen, es würde genau
die obigem Verhältniss entsprechende Menge verbraucht, lässt
dies die allgemeine Schlussfolgerung zu: 1 Aequivalent Traubenzucker reducirt 10 Aequivalente Kupferoxyd? Mit nichten:
bei 3 facher anstatt 4 facher Verdünnung wird man schon ein
anderes Resultat erhalten; ein Resultat, welches mit dieser
Annahme nicht mehr übereinstimmt. In noch höherem Grade
wird sich dies zeigen, wenn man die Titrirungsversuche unterbricht und das Reduktionsverhältniss feststellt, bevor alles
Kupfer ausgeschieden ist.

Man hat eine ganze Reihe von Verhältnisszahlen, die man
erhält, je nachdem man verdünntere oder koncentrirtere
Lösungen verwendet oder je kleiner oder grösser man den
Ueberschuss der einen Flüssigkeit wählt. Das von *Fehling* für
den Traubenzucker angegebene Reduktionsverhältniss 1 : 10
ist nichts weiter als ein empirischer Titer für seine Kupferlösung, welcher Werth bei den von *Fehling* eingehaltenen
Koncentrationsverhältnissen zufällig mit dem genannten Aequi-
valentverhältniss ziemlich genau übereinstimmt. Man kann
auch nach der Reduktionswirkung einer Substanz nicht kurz-
hin den Gehalt an Zucker berechnen, man muss vielmehr

erst die Natur des Zuckers ermitteln, bevor man eins der verschiedenen Reduktionsverhältnisse für die Berechnung benützt.

Die *Soxhlet*'sche Modifikation der Zuckerbestimmung liefert zweifellos die genauesten Resultate, sie erfordert aber verhältnissmässig viel Zeit. Bei solchen Bestimmungen, wo es auf höchste Genauigkeit nicht ankommt, ist das folgende, von *Fr. Mohr* zuerst vorgeschlagene Verfahren zu empfehlen:

Die abgemessene *Fehling*'sche Lösung wird in einer Porzellanschale bis nahe zum Sieden erhitzt und dann die auf etwa $^1/_2\,^0/_0$ Zucker gebrachte zuckerhaltige Flüssigkeit zugefügt. Es ist wesentlich, dass die trocknen Seiten der Porzellanschale nicht erhitzt werden, weshalb man diese Schale auf einen passenden Metallring setzt. Man rührt die Flüssigkeit mit einem Glasstab leise um; sobald die Flüssigkeit kochend heiss ist, mässigt man die Flamme, so dass Sieden nicht mehr stattfindet, und lässt die Zuckerlösung vorsichtig auf den in der Flüssigkeit stehenden Glasstab fliessen, damit sie sich auf der Oberfläche verbreitet. Man rührt nicht um, sondern wartet 5—6 Sekunden lang, bis sich auf der Oberfläche ein leichtes gelbgrünliches Wölkchen zeigt, welches Kupferoxydulhydrat ist. Jetzt rührt man um, wodurch es verschwindet, und so fährt man mit dem Zusatz der Zuckerlösung fort, bis sich in der ruhigen Flüssigkeit dieses Wölkchen nicht mehr zeigt. Der rothe Niederschlag erscheint um so dunkler, je blauer die Flüssigkeit ist, und wird mit zunehmender Zersetzung der Kupferlösung immer brennender roth. Die Farbe der Flüssigkeit zu beachten nützt nur bei ganz reinen Stoffen; bei allen natürlichen zuckerhaltigen Säften ist entweder schon Farbe vorhanden, oder sie bildet sich aus der Einwirkung des Aetznatrons auf andere Stoffe. Die Bildung der gelben Schichte von Kupferoxydul ist das einzige sichere Zeichen, das Ende der Operation zu beurtheilen.

Da das Kupferoxydul sich nach einigem Erhitzen ziemlich leicht absetzt, so kann man auch noch mit chemischen Reagentien die Gegenwart von gelöstem Kupfer nachweisen, indem man eine kleine Probe abfiltrirt und das Filtrat mit Schwefelwasserstoff oder mit Salzsäure und Blutlaugensalz versetzt. Diese Prüfungen erfordern aber Zeit und Material, und es ist deshalb sehr zu rathen, sich auf die obige Reaktion einzuarbeiten, was nach einiger Uebung leicht gelingt. Will man aber doch durch Tupfreaktion ermitteln, ob die Flüssigkeit noch gelöstes Kupfer enthält, so wähle man folgendes Verfahren, welches nur wenig Material verbraucht. Man legt zwei Streifchen Filtrirpapier auf eine Glasplatte (Objektträger) über einander, bringt mit dem Glasstab einen Tropfen der zu untersuchenden Flüssigkeit auf das obenliegende Streifchen, welches als Filter dient und giebt dann auf den feuchten Fleck im unten liegenden Streifchen mittelst eines anderen Glasstabes einen Tropfen einer kurz vorher für diesen Zweck bereiteten (längere Zeit nicht aufzubewahrenden) Mischung von Kaliumferrocyanidlösung und Essigsäure. Die Reaktion ist so sehr schön zu erkennen.

Im Allgemeinen nimmt man an, dass 1 ccm der *Fehling'*schen Lösung entspricht

　　　5,0 mg Traubenzucker,
　　　6,7 „ Milchzucker,
　　　4,75 „ Rohrzucker (aus dem Invertzucker berechnet).
Nach *Soxhlet* entspricht jedoch 1 ccm *Fehling'*scher Lösung
　　　　4,752 mg Traubenzucker,
　　　　5,144 „ Lävulose,
　　　　6,756 „ Milchzucker,
　　　　7,788 „ Maltose,
　　　　4,940 „ Invertzucker.
Um Rohrzucker in Invertzucker umzuwandeln, wird die Lösung desselben, welche nicht mehr als $5-10\,^0/_0$ Zucker enthalten soll, mit $1-2\,^0/_0$ Salzsäure oder verdünnter Schwefelsäure 10 Minuten erhitzt; hierdurch erfolgt die Umsetzung vollständig. Die freie Säure wird sodann mit Natriumcarbonat abgestumpft.

Dextrin und Stärke können in so kurzer Zeit nicht vollständig verzuckert werden. Man muss die Lösungen derselben, welche gleichfalls nicht viel stärker als 10 procentig sein dürfen, mindestens 2 Stunden lang mit $2\,^0/_0$ Salzsäure (also 8 g der officinellen Säure auf 100 ccm Flüssigkeit) in einem Kölbchen, das mit Rückflusskühler versehen ist, kochen oder in einer Druckflasche, (vergl. Fig. 33—37 auf S. 157) im Wasserbade — oder noch besser in einer siedenden Kochsalzlösung — erhitzen, ehe man sicher ist, dass die genannten

Körper vollständig in Traubenzucker übergegangen sind. Um Wiederholungen des zeitraubenden Versuches thunlichst zu vermeiden, entnimmt man nach zweistündiger Einwirkung dem Reaktionsgefässe eine zur Titration hinreichende Probe und erhitzt den Rest noch 15 Minuten. Stimmen beide Versuche überein, so kann man sicher sein, dass die Umwandlung eine vollständige war. Man darf auch nicht zu lange über die nothwendige Zeit hinaus erhitzen, da sonst die Salzsäure auf den Zucker zersetzend einwirkt und man dann zu wenig findet.

Diese Lösungen werden, bevor sie zum Titriren mit *Fehling*'scher Lösung benützt werden, gleichfalls nahezu neutralisirt und so verdünnt, dass sie $0{,}5 - 1\,^0/_0$ Zucker enthalten. 10 Theile Traubenzucker entsprechen 9 Theilen Dextrin resp. Stärke, die gefundene Menge Traubenzucker muss deshalb mit 0,9 multiplicirt werden.

## Bier, Wein, Fruchtsäfte (Säure-, Phosphorsäure- und Zuckerbestimmung).

Die Bestimmung der freien Säure in Bier, Wein und Fruchtsäften muss gewöhnlich als Tüpfelanalyse, wie es für Holzessig S. 52 beschrieben ist, ausgeführt werden. Der natürliche Farbstoff dieser Flüssigkeiten verändert sich beim Neutralisiren derselben gleichfalls und verhindert dadurch ein deutliches Erkennen des Farbenwechsels eines etwa zugesetzten Indikators, es ist deshalb besser, man versucht es mit einem solchen gar nicht erst, sondern wendet Tüpfelanalyse an.

Bier muss vor dem Titriren erst durch Schütteln oder durch Hindurchleiten von Luft von der in demselben enthaltenen Kohlensäure befreit werden. Die freie Säure im Bier wird auf Milchsäure, welche das Aeq. 90 hat, berechnet.

Im Wein berechnet man die freie Säure auf Weinsäure, Aeq. 75.

Zur Bestimmung der schwefligen Säure, welche durch übermässiges Schwefeln der Fässer oder Anwendung von zweifach schwefligsaurem Kalk zum Ausspülen derselben in den Wein gelangt und welche theils frei, theils nach langer Lagerung in Verbindung mit Aldehyd vorhanden ist, wird in folgender Weise verfahren.

100 ccm Wein werden zur Bestimmung der freien schwefligen Säure nach Zusatz von Phosphorsäure im Kohlensäurestrome destillirt und zur Aufnahme des Destillats 5 ccm J $^1/_{10000}$ vorgelegt. Nachdem ein Drittel überdestillirt ist, wird die Destillation unterbrochen (die Flüssigkeit in der Vorlage muss noch braun gefärbt sein) und das noch vorhandene freie Jod mit $Na_2S_2O_3$ $^1/_{10000}$ zurücktitrirt. Die Menge der gesammten schwefligen Säure (der freien und der an Aldehyd gebundenen) wird ermittelt, indem man den Wein behufs Zerstörung der aldehydschwefligen Säure mit Kalilauge versetzt, hierauf mit Schwefelsäure ansäuert und die freigewordene schweflige Säure mit Jodlösung direkt titrirt.

Zieht man von der gesammten schwefligen Säure die durch Destillation ermittelte freie ab, so erhält man die mit Aldehyd verbunden gewesene schweflige Säure.

$$1 \text{ ccm J } ^1/_{10000} = 0{,}0032 \text{ g } SO_2.$$

In den übrigen Fruchtsäften berechnet man die vorhandene freie Säure auf Apfelsäure oder Citronensäure.

Die Phosphorsäure kann in den genannten Flüssigkeiten genau nur bestimmt werden durch Verdampfen der letzteren, Verbrennen des Extraktes mit Salpeter, Aufnehmen der Asche mit Salpetersäure und Fällen mit Molybdän. Annähernd kann dieselbe ermittelt werden durch direktes Titriren der Flüssigkeiten mit Uran.

Das Erkennen der Endreaktion wird auch hier durch die natürlichen Farbstoffe etwas erschwert, auch ist das Vorhandensein vieler gelöster organischer Substanzen dem glatten Verlauf der Reaktion nicht günstig, deshalb werden absolut sichere Resultate nicht erhalten. Theilweises Entfärben der zu titrirenden Flüssigkeiten durch Knochenkohle ist zu empfehlen, es ist aber unbedingt nothwendig, dass die zur Verwendung gelangende Knochenkohle vorher gut ausgewaschen werde.

Die Bestimmung des Zuckers geschieht mit *Fehling*'scher Lösung. Man misst 10 ccm derselben ab, setzt einige Kubikcentimeter starke Natronlauge (weil die zu titrirenden Flüssigkeiten sauer sind) und das gleiche Volumen Wasser zu, erhitzt in einem Kölbchen zum Sieden und lässt nun die Flüssigkeit, deren Zucker bestimmt werden soll, allmählich zufliessen (wie es unter Zuckerbestimmung S. 128 angegeben ist). Rothweine müssen zuvor, mindestens zum Theil, entfärbt sein, bei Weissweinen ist dies nicht nöthig. Die gewöhnlichen Weine können titrirt werden, ohne dass es nöthig ist, sie zu verdünnen, da sie gewöhnlich nur einige Zehntelprocente Zucker enthalten; Süssweine müssen dagegen stark verdünnt werden, ebenso Bier und Fruchtsäfte, da mehr als $0{,}5\%$ Zucker die zu untersuchende Flüssigkeit nicht enthalten soll. Da durch *Fehling*'sche Lösung nur Traubenzucker, Invertzucker und Milchzucker (von den bekannteren Zuckerarten) reducirt werden, so muss Rohrzucker, wenn dieser titrirt werden soll, zuvor in Invertzucker umgewandelt werden. Es geschieht dies, indem der verdünnten Lösung $1\%$ Salzsäure zugesetzt und etwa $10-15$ Minuten gekocht wird, wie unter „Zuckerbestimmung" angegeben. Da Rohrzucker *Fehling*'sche Lösung nicht reducirt, wohl aber Traubenzucker, so ist hierdurch die Möglichkeit geboten, nachzuweisen, ob Fruchtsäfte, Sirupe u. s. w. nur mit Hülfe von Rohrzucker bereitet sind, oder ob denselben etwa Traubenzucker oder Invertzuckersyrup zugesetzt ist. Es ist dieser Nachweis besonders scharf zu führen, wenn gleichzeitig ein Polarisationsapparat mit zur Untersuchung benützt wird.

Zwei Beispiele mögen dies erläutern.

a) Ein weisser Zuckersirup, welcher für Zwecke der Liqueurfabrikation auffallend billig angeboten wurde. Derselbe war vollkommen klar und fast farblos. Beim Vermischen mit absolutem Alkohol trübte er sich ziemlich stark, beim direkten Titriren mit *Fehling*'scher Lösung ergab er $41{,}6\%$ Zucker, nach dem Invertiren durch Kochen mit verdünnter Schwefelsäure $71{,}0\%$.

Sirupus simplex nach dem Arzneibuch bereitet, ergab dagegen beim direkten Titriren nur eine Spur Zucker, nach dem Invertiren $63{,}1\%$.

Es liess sich aus diesen Ergebnissen wohl mit Sicherheit folgern, dass zur Bereitung des verdächtigen Zuckersirups etwa gleiche Theile Stärkezucker und Rohrzucker benutzt worden waren.

b) Ein ziemlich dunkelbraunroth gefärbter Himbeersirup. Derselbe war von unangenehmem, etwas bitterem Geschmack und ziemlich dumpfigem Geruch. Beim Vermischen mit absolutem Alkohol entstand in demselben ein starker dunkelrother Niederschlag. Der Himbeersirup lieferte $67,3\,^0/_0$ Abdampfrückstand (drei Stunden bei $105^0$ C. getrocknet) und $0,34\,^0/_0$ Asche; beim direkten Titriren ergab er $34\,^0/_0$ Zucker, beim Titriren nach dem Invertiren $54,8\,^0/_0$ Zucker.

In einem zweifellos ächten Himbeersirup entstanden dagegen beim Vermischen mit absolutem Alkohol nur wenige weissliche Flocken; derselbe gab, auf gleiche Weise wie der vorgedachte Himbeersirup behandelt, $73,2\,^0/_0$ Abdampfrückstand und $0,2\,^0/_0$ Asche, vor dem Invertiren $16,6\,^0/_0$ Zucker, nach dem Invertiren $62,2\,^0/_0$ Zucker.

Auch hier konnte wohl die Gegenwart von Stärkezucker in dem verdächtigen Himbeersirup für konstatirt erachtet werden, obgleich zu beachten ist, dass sich auch in ächtem Himbeersirup Zucker befindet, welcher alkalische Kupferlösung direkt reducirt, dieser hat sich durch Einwirkung der Fruchtsäuren auf den Rohrzucker beim Erhitzen gebildet.

Die Polarisation liefert dann den unumstösslichen Nachweis der Verfälschung. Der rechts polarisirende Rohrzucker wird beim Kochen mit Säuren in schwach links polarisirenden Invertzucker umgewandelt, der gleichfalls rechts polarisirende Traubenzucker nicht. Da ferner die Rechtsdrehung, welche Traubenzucker bewirkt, verhältnissmässig viel bedeutender ist als die Linksdrehung des Invertzuckers, so ist hierdurch der Nachweis des ersteren leicht zu führen.

Es wurden bestimmte Mengen sämmtlicher 4 Sirupe so mit Wasser verdünnt, dass jede Lösung $2\,^0/_0$ des durch Titriren ermittelten Gesammtzuckers enthielt. Von jeder Lösung wurde die eine Hälfte direkt polarisirt, die andere nach dem Invertiren (die invertirten Lösungen wurden mit $BaCO_3$ wieder neutralisirt).

Es polarisirten im kleinen *Steeg*'schen Apparat

|  | vor | nach |
|---|---|---|
|  |  | dem Invertiren: |
| Sirup (a) mit Traubenzucker . . | $3,1^0+$ | $1,4-1,5^0+$ |
| Sirupus simplex . . . . . . . . | $1,5^0+$ | $0,4-0,5^0-$ |
| Himbeersirup (b) mit Traubenzucker | $3,1-3,2^0+$ | $1,3^0+$ |
| ächter Himbeersirup . . . . . . | $1,4^0+$ | $0,3-0,4^0-$ |

Die Umwandlung des Dextrins in Zucker, welche sich behufs der Bestimmung des ersteren bei Bieranalysen zuweilen nothwendig macht, erfolgt nur durch längeres Erhitzen mit Säure. Hierüber ist unter „Zuckerbestimmung" nachzulesen.

## Harn.

Das

### specifische Gewicht

des Harns wird gewöhnlich mittelst Araeometer oder Piknometer bestimmt. Es kann jedoch, wie die specifischen Gewichte anderer Flüssigkeiten, auch mittelst der Pipette und einer guten Waage bestimmt werden. Man pipettirt 10, 20 oder mehr Kubikcentimeter Harn in ein tarirtes Becherglas und bestimmt das Gewicht der abgemessenen Menge. Da man weiss, welches Gewicht an destillirtem Wasser die Pipette fasst, so ist danach das specifische Gewicht leicht zu berechnen.

Die

### freie Säure

bestimmt man durch Titriren des Harns mit Natronlauge als Tüpfelanalyse mittelst Lackmuspapier, da im Harn selbst die Endreaktion nicht gut wahrzunehmen ist. Die Berechnung der freien Säure erfolgt als Oxalsäure. Ein Harn, von welchem 100 ccm zur Neutralisirung 2 ccm NaOH $^1/_{1000}$ verbrauchen, enthält demnach $0,126\,^0/_0$ freie Säure. Bei dieser Bestimmung wird ein Fehler dadurch gemacht, dass die sauer reagirenden Phosphate mit titrirt werden; um die Grösse dieses Fehlers zu bestimmen, muss ein ziemlich umständliches Verfahren eingeschlagen werden. Betreffs der Ausführung desselben verweise ich, da dieselbe ziemlich selten verlangt wird, auf die Lehrbücher der Harnanalyse.

Die Bestimmung der

### Phosphorsäure

wird mit Uranlösung vorgenommen. 50 ccm Harn werden mit 10 ccm der unter „Phosphorsäurebestimmung" S. 120 angegebenen Lösung von Ammonacetat (oder mit soviel dieser Lösung, als bei der Einstellung der Uranlösung verwendet wurde; die essigsauren Salze verzögern in etwas die Reaktion, es müssen deshalb immer möglichst gleiche Mengen derselben anwesend sein) versetzt, erhitzt und mit Uranlösung titrirt. Man findet so die Gesammtphosphorsäure. Oft wird auch noch die Bestimmung der an Erden gebundenen Phosphorsäure verlangt. Um diese zu ermitteln, versetzt man 100 oder 200 ccm Harn mit 2 ccm Aetzammonflüssigkeit und lässt mindestens 4 Stunden lang stehen. Phosphorsaurer Kalk und phosphorsaure Magnesia haben sich dann vollständig abgeschieden. Man kann nun entweder den Niederschlag abfiltriren, auswaschen (mit ammonhaltigem Waschwasser), ihn dann unter Erwärmen in Essigsäure lösen und diese Lösung titriren und so die an Kalk und Magnesia gebundene Phosphorsäure direkt ermitteln, oder man filtrirt ab und titrirt, nach dem Ansäuern, einen aliquoten Theil des Filtrats. Man umgeht so das Auswaschen. Die Differenz zwischen der Gesammtphosphorsäure und der an Alkalien gebundenen ergiebt dann die an Kalk und Magnesia gebundene Phosphorsäure.

Das

## Chlor

kann durch Titriren mit Silberlösung und chromsaurem Kali auch in neutralem Harn nicht bestimmt werden, denn die organische Substanz des Harns schlägt in neutraler oder schwach saurer Lösung Silber mit nieder und man verbraucht deshalb mehr Silberlösung, als dem vorhandenen Chlor entspricht.

Es ist deshalb nöthig, vor dem Titriren die organische Substanz zu zerstören, und man verfährt dazu folgendermaassen: 5—10 ccm Harn werden mit 1—2 g chlorfreiem Salpeter versetzt, eingedampft, der Rückstand erst schwach, später etwas stärker geglüht (Alkalichloride verflüchtigen sich bei starker Hitze), wobei, besonders anfangs, darauf geachtet werden muss, dass nicht durch Spritzen Verluste entstehen. Gewöhnlich erhält man nach diesem Verfahren unschwer eine fast weisse Asche. Diese nimmt man mit Wasser auf, fügt tropfenweise Salpetersäure bis zur deutlich sauren Reaktion zu, wobei man zur Vertreibung der Kohlensäure erwärmt und neutralisirt sodann wieder durch reines Calciumcarbonat. Nun giebt man chromsaures Kali hinzu und titrirt mit Silberlösung wie gewöhnlich. Den Ueberschuss vom Calciumcarbonat lässt man hierbei in der Flüssigkeit, er stört nicht. Die Berechnung geschieht auf Chlornatrium.

Der

## Harnzucker

wird in zuckerreicheren Harnen mit *Fehling*'scher Lösung titrirt. Man verdünnt den Harn entsprechend, lässt ihn zu der gleichfalls verdünnten und erhitzten *Fehling*'schen Lösung fliessen, wie unter Zuckerbestimmung angegeben ist, und berechnet, indem man annimmt, dass 10 ccm genannter Lösung 0,05 g Harnzucker entsprechen. Ist der zur Untersuchung gelangende Harn von hohem spec. Gewicht mit geringem Zuckergehalt, so wird derselbe zweckmässig zuvor mit Bleiessig ausgefällt. Auf 50 ccm Harn genügen gewöhnlich 5 ccm Bleiessig. Man wäscht den Niederschlag nicht aus, sondern nimmt vom Filtrat einen aliquoten Theil. Sehr gut lassen sich zuckerarme Harne auch mit *Knapp*'scher Lösung titriren. Diese wird bereitet durch Auflösen von 10 g reinem trocknen Cyanquecksilber in Wasser, Versetzen dieser Lösung mit 100 ccm Natronlauge von 1,45 spec. Gewicht ($12\,^0/_0$) und Auffüllen zum Liter. 20 ccm dieser Lösung entsprechen $0,05\,^0/_0$ Harnzucker. Zur Zuckerbestimmung verdünnt man diese Lösung mit dem gleichen Volumen Wasser, erhitzt, setzt allmählich den Harn zu; der Zucker reducirt das Cyanquecksilber zu metallischem Quecksilber. Als Endreaktion benützt man das Verhalten gelöster Quecksilbersalze gegen Schwefelwasserstoff resp. Schwefelammonium. In eine kleine Porzellanschale oder ein Bechergläschen giebt man einige Kubikcentimeter Schwefelammonium und bedeckt das Gefäss fest mit einem Blatt feinem Filtrirpapier. Bringt man mit Hülfe eines Glasstabes auf dieses Papier einen möglichst kleinen Tropfen Cyanquecksilberlösung, so wird Schwefelquecksilber gebildet, und es entsteht auf dem Papiere ein schwarzer Fleck. In dem Maasse, als bei der Zugabe zuckerhaltigen Harnes die Quecksilberlösung reducirt wird, wird dieser Fleck heller und heller, so dass man von dem Vorschreiten der Zersetzung unterrichtet ist; endlich entsteht gar kein Fleck mehr. Diese Methode giebt Resultate, welche mit den nach *Fehling* erhaltenen zwar nicht ganz, aber ziemlich nahe übereinstimmen; sie ist dann sehr zu empfehlen, wenn wenig Zucker vorhanden ist und deshalb viel Urin zugesetzt werden muss, denn mit solchem Harn ist die Endreaktion nach *Fehling* kaum zu erkennen.

Bevor zur Zuckerbestimmung in einem Harn geschritten wird, muss derselbe auf Eiweiss geprüft werden. Es ist dies unerlässlich, da Eiweiss gleichfalls reducirend wirkt. Man schichtet den Harn vorsichtig auf einige Kubikcentimeter Salpetersäure, welche sich in einem Reagensglase befinden; zeigt sich an der Berührung beider Flüssigkeiten eine weisse Trübung, so ist Eiweiss vorhanden. Man versetzt dann eine neue Probe Harn, wenn er nicht schon deutlich sauer reagirt, mit einem Tröpfchen Essigsäure, erhitzt, filtrirt das Eiweiss ab und benützt das Filtrat zur Zuckerbestimmung.

## Wasser.

Durch Titriranalyse werden im Wasser gewöhnlich bestimmt Gesammthärte und bleibende Härte, kohlensaure Salze, Chlor, Salpetersäure, organische Substanz; salpetrige Säure und Ammoniak werden meist kolorimetrisch, die übrigen Verbindungen aber gewichtsanalytisch bestimmt. Zur Bestimmung des Chlors und der kohlensauren Salze reichen die Lösungen des Arzneibuches aus, für die organische Substanz werden Kaliumpermanganat- und Oxalsäurelösung entsprechend verdünnt, für die Bestimmung der Härte aber und der Salpetersäure sind besondere Lösungen erforderlich.

### Chlor

wird durch Titriren mit Silberlösung in üblicher Weise bestimmt, und es werden hierzu 100 ccm Wasser benützt. Von dem Indikator (Kaliumchromat) ist nur sehr wenig nöthig.

Die Menge der

### kohlensauren Salze

ermittelt man durch Eindampfen von 500 ccm Wasser auf 50 ccm und Titriren mit Zehntelnormalsäure. Wiederholt man den Versuch, indem man den ausgeschiedenen kohlensauren Kalk abfiltrirt und das Filtrat titrirt, so erfährt man aus der Differenz die Menge des ersteren. Die Gesammtmenge der vorhandenen freien und halbgebundenen Kohlensäure kann auch bestimmt werden, durch Hinzufügen einer gemessenen Menge titrirter Barytlösung, Abfiltriren und Messen des im Filtrat vorhandenen unzersetzten Baryumhydroxyds.

Die

organische Substanz

wird durch Kaliumpermanganat in saurer Lösung oxydirt und das überschüssig zugesetzte Kaliumpermanganat mit $^1/_{100}$ Normaloxalsäure titrirt. Die Ausführung ist folgende:

100 ccm Wasser werden in einem Becherglase oder Kolben zum Sieden erhitzt und darin einige Zeit erhalten, um etwa vorhandene Ammonsalze durch den kohlensauren Kalk zu zersetzen. Dann wird aus einer Bürette Kaliumpermanganatlösung, deren Wirkungswerth gegen $^1/_{100}$ Normaloxalsäure bekannt ist, bis zur starken Röthung und gleichzeitig 5 ccm verdünnte Schwefelsäure zugesetzt und weiter gekocht. Verschwindet beim weiteren Erhitzen die rothe Farbe der Flüssigkeit, so wird von Neuem Kaliumpermanganatlösung zugefügt und damit fortgefahren, bis während 5 Minuten langem Kochen die rothe Farbe bleibt. Jetzt werden 10 ccm $^1/_{100}$ Oxalsäure zugefügt, die rothe Färbung wird verschwinden und nun wird mit Chamäleon von Neuem und in einem Zuge ohne weiter zu erhitzen bis zur bleibenden Röthung titrirt. Die Menge Chamäleonlösung, welche mehr verbraucht ist, als 10 ccm der Oxalsäure entspricht, ist durch die organische Substanz reducirt worden. Beispiel:

10 ccm $^1/_{100}$ Oxalsäure waren gleich 9,2 ccm Chamäleonlösung oder 0,00316 $KMnO_4$. Von dieser letzteren wurden für 100 ccm Wasser inkl. Rücktitrirung nach Zusatz von Oxalsäure 11,1 ccm verbraucht, also 11,1 minus 9,2, für das Wasser demnach 1,9 ccm Chamäleon. Diese Menge wie üblich auf 100000 Theile Wasser berechnet ergiebt

$$\frac{1,9 \times 3,16}{9,2} = 0,652 \text{ Theile } KMnO_4 \text{ auf } 100000 \text{ Theile}.$$

oder, da man annehmen darf, dass im Durchschnitt ein Theil Kaliumpermanganat 5 Theilen organischer Substanz im Wasser entspricht, 3,26 Theile organischer Substanz in 100000 Theilen Wasser. So dünne Lösungen von Kaliumpermanganat (die officinelle ist etwa auf das Dreifache zu verdünnen) und Oxalsäure, wie sie hier erforderlich sind, halten sich sehr schlecht, sie verändern ihren Titer schon nach einigen Tagen. Es ist deshalb nicht empfehlenswerth, grössere Quantitäten derselben vorräthig zu halten. Man hält die gewöhnliche Chamäleonlösung und eine Normaloxalsäure, die vor Licht geschützt, sich lange unzersetzt aufbewahren lässt, vorräthig. Von letzterer verdünnt man, wenn eine Wasseruntersuchung auszuführen ist, 10 ccm zu 1 Liter, dann verdünnt man etwa 30 ccm der Kaliumpermanganatlösung zu 100 ccm, stellt dieselbe auf die $^1/_{100}$ Oxalsäure ein und benützt sie dann zur Titrirung des Wassers.

## Härtebestimmung.

Werden Kalk und Magnesia in einem Wasser bestimmt, so ist eine weitere Härtebestimmung unnöthig, denn aus der Menge dieser beiden lassen sich die Härtegrade berechnen, genauer, als sie durch Titriren zu ermitteln sind. Das Titriren geschieht nun meist mit Seifenlösung, weiterhin ist jedoch von *Hehner* auch ein anderes Verfahren empfohlen worden, das unten erwähnt werden soll.

Es giebt 3 Methoden zur Bestimmung der Härte des Wassers mit Seifenlösung, die geeignetste hiervon ist diejenige von *Clarke*. Man bedarf zu derselben einer Seifenlösung, von welcher 45 ccm genau 12 mg CaO in 100 ccm Wasser sättigen, man stellt dieselbe auf Baryumchlorid ein.

Bereitung der Seifenlösung: 10 Theile beste Oelseife (durch Betupfen einer frischen Schnittfläche derselben mit einem Tropfen Sublimatlösung überzeugt man sich, dass kein freies Alkali in derselben ist, es darf also keine Ausscheidung von rothgelbem HgO stattfinden) werden mit Alkohol von 56 Volum-Procent zum Liter gelöst. Man kann sich auch aus reiner Oelsäure durch genaue Neutralisation mit Kaliumhydroxyd eine neutrale Oelseife darstellen. Diese Lösung lässt man einige Tage stehen, filtrirt dann und bestimmt den Wirkungswerth.

Hierzu löst man 0,523 g reines trocknes Baryumchlorid ($BaCl_2 + 2 H_2O$) zum Liter auf, 100 ccm dieser Lösung entsprechen 12 mg CaO.

Jetzt bringt man 100 ccm der Baryumchloridlösung in einen etwa 200 ccm fassenden Schüttelcylinder, lässt von der Seifenlösung, welche sich in einer Bürette befindet, etwa 25 ccm zulaufen und schüttelt kräftig, es wird sich etwas

Schaum bilden, welcher aber rasch wieder zusammenfällt. Man setzt weiter Seifenlösung zu, erst in grösseren, allmählich in immer kleineren Portionen, nach jedem Zusatze kräftig schüttelnd, bis sich auf der Oberfläche ein zarter, dichter Schaum in Höhe von einigen Centimetern bildet, welcher mindestens 5 Minuten sich ziemlich unverändert hält, also nicht wieder zusammenfällt. Dann liest man die verbrauchte Seifenlösung ab, sind weniger als 45 ccm verbraucht worden, so wird dieselbe entsprechend verdünnt. Es ist unbedingt nothwendig, dass nach stattgefundener Verdünnung noch eine Kontrolbestimmung ausgeführt wird. Um gleichmässige Resultate zu erhalten, muss auch das Schütteln möglichst einmal wie das andere ausgeführt werden, schüttelt man einmal mehr, einmal weniger heftig, so erhält man Differenzen. Am besten zählt man die Zahl der Armschläge.

Zur Härtebestimmung im Wasser nimmt man 100 ccm desselben und titrirt wie vorher, werden mehr als 45 ccm Seifenlösung verbraucht, so unterbricht man den Versuch, verdünnt das zu untersuchende Wasser mit dem gleichen oder doppelten Volumen destillirten Wassers und wiederholt die Operation. Sodann berechnet man die Härtegrade aus untenstehender Tabelle. Ist das Wasser verdünnt worden, so multiplicirt man entsprechend. Die Tabelle ist nothwendig, weil der Verbrauch an Seifenlösung nicht proportional den Härtegraden steigt.

| Verbrauchte Seifenlösung | Härtegrade | Verbrauchte Seifenlösung | Härtegrade |
|---|---|---|---|
| 3,4 ccm | = 0,5 | 26,2 ccm | = 6,5 |
| 5,4 „ | = 1,0 | 28,0 „ | = 7,0 |
| 7,4 „ | = 1,5 | 29,8 „ | = 7,5 |
| 9,4 „ | = 2,0 | 31,6 „ | = 8,0 |
| 11,3 „ | = 2,5 | 33,3 „ | = 8,5 |
| 13,2 „ | = 3,0 | 35,0 „ | = 9,0 |
| 15,1 „ | = 3,5 | 36,7 „ | = 9,5 |
| 17,0 „ | = 4,0 | 38,4 „ | = 10,0 |
| 18,9 „ | = 4,5 | 40,1 „ | = 10,5 |
| 20,8 „ | = 5,0 | 41,8 „ | = 11,0 |
| 22,6 „ | = 5,5 | 43,3 „ | = 11,5 |
| 24,4 „ | = 6,0 | 45,0 „ | = 12,0 |

Diese Härtegrade sind deutsche, d. h. 1 mg CaO auf 100 ccm = 1 Härtegrad; französische Härtegrade sind auf kohlensauren Kalk bezogen und demnach sind 0,56 deutsche = 1,0 französischen Härtegrad, da CaO das Aequivalent 56, $CaCO_3$ 100 hat.

Die nach obiger Bestimmung gefundene Härte ist die Gesammthärte, von allen vorhandenen Kalk- und Magnesiasalzen herrührend; da von diesen die kohlensauren Verbindungen sich zum grössten Theil durch Kochen abscheiden lassen, so ist es, wenn ein Wasser als Kesselspeisewasser dienen soll, zuweilen auch nöthig die bleibende oder Gypshärte zu bestimmen. Man kocht zu diesem Behufe eine gemessene Quantität (100 ccm) des Wassers im Kolben etwa $^1/_2$ Stunde lang, lässt verstöpselt erkalten, füllt auf das ursprüngliche Volumen, filtrirt und bestimmt die Härte wie oben.

Da die Seifenlösung ihren Titer allmählich verändert und sich trübt, so hat *O. Hehner* folgendes Verfahren der Härtebestimmung vorgeschlagen; eine Tabelle ist dazu nicht nöthig.

Man stellt sich eine Schwefelsäure dar, welche 0,8 g $SO_3$ im Liter enthält, also $^2/_{100}$ normal ist und eine ebenso starke ($^2/_{100}$ norm.) Lösung von Natriumcarbonat, also 1,06 g reines frisch geglühtes Natriumcarbonat zum Liter; je 1 ccm dieser Lösungen neutralisirt oder fällt 0,001 g $CaCO_3$. 100 ccm des zu prüfenden Wassers werden mit Phenacetolin, Methylorange oder Cochenille versetzt, nahe zum Sieden erhitzt und mit Normalsäure neutralisirt. Jeder Kubikcentimeter zeigt durch Neutralisirung des Calciumcarbonats $1^0$ vorübergehender Härte an, berechnet auf 100,000 Theile. Andere 100 ccm werden mit einem Ueberschusse der Normalsodalösung in einer Platinschale zur Trockne verdampft (wodurch das Calciumsulfat mit dem Natriumcarbonat sich zu Calciumcarbonat und Natriumsulfat umsetzt), der Rückstand mit frisch ausgekochtem, destillirtem Wasser aufgenommen, filtrirt und das heisse klare Filtrat mit der Normalsäure titrirt. Die Menge des angewandten Alkalis nach Abzug der verbrauchten Säuremenge zeigt die bleibende Härte an, ausgedrückt in ihrem Aequivalente zu kohlensaurem Kalk.

Diese Härtegrade sind französische, um sie in deutsche zu verwandeln, müssen sie mit 0,56 multiplicirt werden.

## Salpetersäure.

Die genaueste Bestimmung der Salpetersäure im Wasser ist die als Stickoxyd, dieselbe ist jedoch umständlich und zeitraubend. Die volumetrische Bestimmung nach *Trommsdorf* ist weit weniger genau, aber für die meisten Zwecke genügend. Ich gebe die Beschreibung derselben nach dem empfehlenswerthen Werke über Wasseranalyse von *Kubel-Tiemann:*

Man versetzt 25 ccm des zu prüfenden Wassers schnell mit 50 ccm reiner, koncentrirter Schwefelsäure; das Gemisch erwärmt sich von selbst so stark, dass jedes weitere Erhitzen von aussen unnöthig ist. Darauf lässt man unter Umschütteln und ohne Verzug von einer verdünnten Indigolösung so viel hinzufliessen, dass die Flüssigkeit dadurch bläulich grün gefärbt erscheint. Bei einem zweiten, sonst genau eben so angestellten Versuche fügt man die auf diese Weise ermittelte ungefähre Menge der zu verbrauchenden Indigolösung auf einmal hinzu und titrirt wieder bis zur Grünfärbung. Man verbraucht zum zweiten Mal meist etwas mehr Indigolösung und verbessert dadurch einen Fehler, welcher bei dem Vorversuche durch zu langsames Manipuliren entstanden sein kann. Der Wirkungswerth der Indigolösung ist unter vollständig gleichen Bedingungen mit Hülfe einer Salpeterlösung von bestimmtem Gehalt festgestellt worden; man wählt eine solche Koncentration; dass 6—8 ccm derselben einem Milligramm Salpetersäure ($N_2O_5$) entsprechen.

Wenn man die verbrauchten Kubikcentimeter Indigolösung mit 4 multiplicirt und das Produkt durch die Anzahl Kubikcentimeter dieser Lösung, welche 1 mg Salpetersäure anzeigen, dividirt, so erhält man die in 100,000 Theilen Wasser vorkommenden Theile Salpetersäure.

Enthält ein Wasser in 25 ccm mehr als 3 oder höchstens 4 mg Salpetersäure, so muss man es mit salpetersäurefreiem destillirten Wasser entsprechend verdünnen, ehe man die endgültige Bestimmung darin ausführt; das hierbei gewonnene Resultat ist mit dem Verdünnungskoëfficienten zu multipliciren.

Die blaugrüne Färbung, durch welche die beendigte Zersetzung von Salpetersäure angezeigt wird, rührt von einigen im Ueberschuss hinzugesetzten Tropfen Indigolösung her. Da

die Oxydationsprodukte des Indigos nicht farblos, sondern
bräunlich gelb sind, so ist ein scharfes Erkennen der Endreaktion nicht immer leicht.

Die

salpetrige Säure und das Ammoniak

werden im Wasser zuvörderst qualitativ nachgewiesen und
dann wenn nöthig, kolorimetrisch bestimmt.

Hierzu dient für die salpetrige Säure die Zinkjodidstärke-
lösung und verdünnte Schwefelsäure, für das Ammoniak
*Nessler's* Reagens. Vergleicht man die in einem bestimmten
Quantum Wassers hervorgebrachte Farbenreaktion mit einer
solchen, die in einer Lösung von bekannter Stärke auftritt,
so lässt sich daraus der Gehalt des untersuchten Wassers an
den genannten Verbindungen annähernd ermitteln.

Bei den obigen Angaben ist überall 1 Theil auf 100,000
Theile Wasser berechnet worden; soll angegeben werden,
wie viele Milligramm des betreffenden Körpers im Liter
Wasser (entsprechend dem Verhältniss $1 : 1\,000\,000$) vorhanden
sind, so sind also die obigen Zahlen mit 10 zu multipliciren.

## Fette, Oele, Wachsarten, Harze, Balsame und ätherische Oele.

Für die Prüfung dieser Stoffe auf Identität und Reinheit
giebt es mehrere Untersuchungsmethoden, welche hier zu be-
sprechen sind, weil sie auf Anwendung der Maassanalyse
beruhen.

Die Fette und Oele sind neutrale Glycerinester der Fettsäuren (das Wollfett besteht aus Cholesterinestern von Fettsäuren);

die Wachsarten*) bestehen aus Estern einatomiger
hochmolekularer Alkohole mit Fettsäuren;

die Harze und Balsame enthalten freie Säuren (Harz-
säuren) sowie die verschiedenartigsten Ester;

die ätherischen Oele enthalten vielfach als Haupt-
bestandtheil ebenfalls verschiedene Ester.

Aber auch die Fette, Oele, Wachsarten enthalten neben

---

*) Der Sprachgebrauch stimmt mitunter mit dieser chemischen Ein-
theilung nicht überein.

den obengenannten Bestandtheilen noch gewisse Mengen freier Fettsäuren, so dass alle vorgenannten Stoffe darin sich gleichen, dass sie freie Säuren und an Alkohole gebundene Säuren enthalten, deren Bestimmung die Untersuchung bezweckt.

### Die Säurezahl

giebt an, wie viel Milligramm Kalihydrat nöthig sind, um die in 1 g Substanz enthaltene Menge freier Säuren zu sättigen.

Zur Bestimmung der Säurezahl werden nach der zu erwartenden Säuremenge 1—10 g Substanz je nach ihrer Löslichkeit in Alkohol, Aetheralkohol, Methylalkohol gelöst und nun mit alkoholischem oder wässerigem $KOH$ $^1/_{10\,000}$ bez. $KOH$ $^1/_{1000}$ titrirt, oder man übergiesst die genannte Menge von 1—10 g einer flüssigen Substanz mit Alkohol, schüttelt tüchtig um und titrirt unter beständigem Schütteln, bez. unter Erwärmen und Schütteln, wenn eine feste Substanz vorliegt; als Indikator kann Curcuma, Rosolsäure oder Phenolphthaleïn Verwendung finden. Der zum Eintritt der Farbenreaktion erforderliche Ueberschuss von ungefähr 1 Tropfen des $KOH$ $^1/_{1000}$ greift den Ester noch nicht an.

Die Flüssigkeiten wie Alkohol, Aetheralkohol, Methylalkohol, in denen die Substanz gelöst wurde, müssen frei von Säure sein oder nöthigenfalls vorher durch Zusatz von $KOH$ $^1/_{1000}$ unter Anwendung eines Indikators ganz genau neutralisirt worden sein. Eine mehr für technische Untersuchungen übliche Angabe der Säurezahl ist die nach Burstyn'schen Graden; diese geben an, wie viel Kubikcentimeter Normallauge nöthig sind, um die in 100 ccm eines Oeles oder Fettes enthaltenen freien Fettsäuren zu neutralisiren.

### Die Verseifungszahl

oder die *Köttstorfer*'sche Zahl giebt an, wie viel Milligramm Kalihydrat nöthig sind, um 1 g Substanz vollständig zu verseifen.

Zur Bestimmung der Verseifungszahl werden 1—2 g Substanz mit 15 ccm alkoholischem $KOH$ $^1/_{1000}$ übergossen, im bedeckten Becherglase 15 Minuten lang auf das Wasserbad gesetzt und öfter umgeschwenkt; nach dieser Zeit wird Phenolphthaleïn zugesetzt und mit $HCl$ $^1/_{1000}$ zurücktitrirt.

So findet man die Menge der freien und der als Ester
vorhanden gewesenen Säuren zusammen. Zieht man von der
Verseifungszahl die ermittelte Säurezahl ab, so erhält man die

### Esterzahl oder Aetherzahl.

Die Esterzahl kann füglich auch in der Weise direkt ermittelt werden, dass man die Probe, in der die Säurezahl
bestimmt wurde, mit einem Ueberschusse von Kalilauge kocht
und die nicht verbrauchte Menge Lauge mit Säure zurücktitrirt.

10,46 g Olivenöl verbrauchten unter Anwendung von
Phenolphthaleïn als Indikator 15,1 ccm KOH $^1/_{10\,000}$ zur Sättigung der freien Fettsäuren; die Säurezahl ist daher, da
1 ccm der verwendeten, genau eingestellten Lauge 0,0056 g
KOH enthält:

$$\frac{0,0056 \times 15,1}{10,46} \cdot 1000 = 8,08.$$

Für die Ermittelung der Verseifungszahl diene folgendes
Beispiel: 1,376 g Olivenöl wurden mit 15 ccm alkoholischem
KOH $^1/_{1000}$ in der Wärme verseift, und zum Zurücktitriren
wurden 10,3 ccm HCl $^1/_{1000}$ verbraucht; die Verseifungs-
zahl ist daher, da 1 ccm der verwendeten genau eingestellten
Lauge 0,056 KOH enthält, in folgender Weise zu finden:

$$\frac{0,056 \times 4,7}{1,376} \cdot 1000 = 191,3.$$

Die Säurezahlen, Verseifungszahlen und Esterzahlen
schwanken selbst bei reinen Substanzen innerhalb gewisser
Grenzen, die übrigens von den verschiedenen Autoren auch
verschieden angegeben werden. Es muss, schon des Raumes
wegen, hier von deren Wiedergabe abgesehen werden, und
es wird deshalb betreffs der Fette, Oele und Wachsarten auf
das Buch von *R. Benedikt,* „Analyse der Fette und Wachsarten“; Berlin; Verlag von *Julius Springer*, verwiesen. Entsprechende Angaben über die Harze und Balsame, sowie über
die ätherischen Oele sind, ebenfalls aus der Feder von
*R. Benedikt* stammend, in Band V, Seite 141 und Band VII,
Seite 422 der „Real-Encyklopädie der gesammten Pharmacie“
von *E. Geissler* und *J. Möller;* Wien; Verlag von *Urban* und
*Schwarzenberg* zu finden.

Die

Reichert-Meissl'sche Zahl,

welche die Anzahl Kubikcentimeter von KOH $^1/_{10\,000}$ angiebt,
welche zur Neutralisation der aus 5 g Substanz erhältlichen
Menge flüchtiger Fettsäuren nöthig ist, findet speciell für die
Untersuchung von Butter Anwendung und soll deshalb dort
erwähnt werden.

Die

Jodzahl

oder die *Hübl'*sche Zahl giebt an, wie viel Procente Jod eine
Substanz zu addiren oder zu binden vermag, und dieselbe
giebt daher einen Anhalt, für den Gehalt der Substanz an
ungesättigten Verbindungen.

Die ursprünglich von *Hübl* angegebene Reaktionsflüssig-
keit, bestehend aus 30 g Quecksilberchlorid, 25 g Jod, zu 1 l
in Spiritus gelöst, ist von anderen Forschern in verschiedenster
Weise abgeändert worden; es soll aber im Nachstehenden nur
die von *E. Dieterich* empfohlene Abänderung Berücksichtigung
finden. Hiernach werden die Lösungen von 25 g Jod und
30 g Quecksilberchlorid zu je 500 ccm (Spiritus) also in dem
von *Hübl* angegebenen Verhältniss gesondert aufbewahrt,
davon jeweilig ein etwa 8 Tage ausreichender Bedarf gemischt
und erst nach 24 stündigem Stehen verbraucht.

Zur Bestimmung der Jodzahl werden ungefähr 0,3 g Substanz genau abgewogen, in einem Glasstöpselfläschchen in
20 ccm Chloroform gelöst, ein Ueberschuss z. B. 20 ccm (bei
trocknenden Oelen mehr) der *Hübl'*schen Jodlösung hinzugefügt
und das Gemisch 24 Stunden stehen gelassen. Die Jodlösung soll
eine solche Stärke besitzen, dass 20 ccm derselben 30—36 ccm
$Na_2S_2O_3$ $^1/_{10\,000}$ entsprechen; ist die Jodlösung schwächer, so
muss entsprechend mehr von derselben verwendet werden.
Ausserdem bringt man noch je 20 ccm Chloroform und je
die angewandte Menge Jodlösung für die Titerstellung und
einen Kontrolversuch in Glasstöpselflaschen und titrirt die
eine der so erhaltenen Mischungen sofort, die andere nach
24 stündigem Stehen.

Die angesetzte Oelprobe wird nach 24 Stunden mit 20 ccm
Jodkaliumlösung und 200 ccm Wasser vermischt und der Jodüberschuss mit $Na_2S_2O_3$ $^1/_{10\,000}$ zurücktitrirt.

Folgendes Beispiel von *E. Dieterich* möge die Bestimmung noch näher erläutern:

0,279 g Olivenöl wurden mit 20 ccm Jodlösung, welche 33,95 ccm $Na_2S_2O_3$ entsprechen, und mit 20 ccm Chloroform in einem Glasstöpselfläschchen zusammengebracht und 24 Stunden lang unter öfterem Umschwenken bei Seite gestellt.

Mit einer Mischung von weiteren 20 ccm derselben Jodlösung und 20 ccm desselben Chloroforms wurde ebenso verfahren. Nach 24 Stunden waren zum Zurücktitriren des überschüssigen Jodes der Jod-Oel-Chloroform-Mischung 15,80 ccm $Na_2S_2O_3$ $^1/_{10\,000}$ erforderlich. Die Jod-Chloroform-Mischung entsprach nach derselben Zeit noch 33,55 ccm $Na_2S_2O_3$ $^1/_{10\,000}$. Sie hatte also eine 0,4 ccm $Na_2S_2O_3$ $^1/_{10\,000}$ entsprechende Menge wirksames Jod verloren. Da nun anzunehmen ist, dass das überschüssige Jod der Jod-Oel-Chloroform-Mischung in demselben Verhältnisse abnimmt, so musste dieselbe nach dem Ansatze

$$33,55 : 0,4 = 15,80 : x$$

während der 24 Stunden so viel wirksames Jod verloren haben, als rund 0,19 ccm $Na_2S_2O_3$ $^1/_{10\,000}$ entsprechen. Es würden demnach, wenn der Titer der Jodlösung unveränderlich wäre, nicht 15,80 ccm, sondern 15,99 ccm $Na_2S_2O_3$ $^1/_{10\,000}$ zum Zurücktitriren verbraucht worden sein.

Die 0,279 g Olivenöl hatten also eine Jodmenge addirt, welche 33,95—15,99 = 17,96 ccm $Na_2S_2O_3$ $^1/_{10\,000}$ entsprach.

$$17,96 \times 0,0127 = 0,228092$$
$$0,279 : 0,228092 = 100 : x$$
$$x = 81,75.$$

Die Jodzahl des betreffenden Olivenöles war hiernach 81,75.

Das etwas umständliche Berechnungs-Verfahren ist nur bei den trocknenden Oelen nothwendig. Bei den nicht trocknenden Oelen und den festen Fetten genügt für praktische Zwecke eine Einwirkungsdauer von 2 Stunden. Man hat dann nur den Anfangstiter der *Hübl*'schen Jodlösung der Berechnung zu Grunde zu legen. Das Olivenöl mit der Jodzahl 81,75 ergab unter diesen Bedingungen die Zahlen 81,33 und 81,64.

## Butter.

Für die Untersuchung der Butter ist die titrimetrische Bestimmung der flüchtigen Fettsäuren aus dem Grunde wichtig, weil die zur Verfälschung der Butter verwendeten fremden Fette einen wesentlich geringeren Gehalt an flüchtigen Fettsäuren aufweisen als das Butterfett. Die jetzt am meisten angewendete Methode ist die von *Reichert-Meissl*, welche in folgender Weise auszuführen ist.

Die Butter wird im Dampfbade geschmolzen und nachdem sich das oben aufschwimmende Fett einigermaassen geklärt hat, in einem angewärmten Trockenschranke durch Papier filtrirt. 5 g dieses klar filtrirten Butterfettes werden dann mit 2 g Aetzkali und 50 ccm Alkohol von $70^0/_0$ erwärmt, eingedampft, um den Alkohol zu verjagen, die gebildete Seife in 100 ccm Wasser gelöst, 40 ccm verdünnte Schwefelsäure zugesetzt und das Gemenge der Destillation unterworfen. Durch Einlegen von Bimssteinstückchen in den Destillirkolben verhindert man das allzustarke Stossen der Flüssigkeit beim Sieden und durch Schieflegung des Kolbens oder sonstige Destilliraufsätze muss man Sorge tragen, dass keine Flüssigkeit aus dem Destillirkolben in den Kühler spritzt. Man fängt 110 ccm Destillat auf, mischt dasselbe, filtrirt und titrirt 100 ccm des Filtrats unter Anwendung von Phenolphthaleïn mit KOH $^1/_{10000}$, bis die rothe Färbung der Flüssigkeit bestehen bleibt. Man vergrössert die verbrauchte Anzahl Kubikcentimeter um ein Zehntel (weil von dem 110 ccm betragenden Destillat nur 100 titrirt worden waren) und giebt die so erhaltene Zahl als *Reichert-Meissl'*sche Zahl an; diese soll 28 betragen; die Fette, mit denen die Butter verfälscht wird, geben viel niedrigere Zahlen, in Gemengen mit Butter·wird daher deren Zahl (28) entsprechend heruntergedrückt werden.

Zur Bestimmung der

## Alkaloïde in Drogen und daraus hergestellten Präparaten.

können zwei Wege eingeschlagen werden, die Fällung mit titrirter Kaliumquecksilberjodidlösung (sogenanntem *Mayer'*schen Reagens), einer Lösung von 13,546 g Quecksilberchlorid und 49,8 g Kaliumjodid in Wasser zu 1 Liter oder durch Titriren mit sehr schwacher Normalsäure. Die Freimachung und Gewinnung der Alkaloide aus den Drogen und Präparaten ist in beiden Fällen die nämliche und gründet sich auf nachstehend beschriebene Maassnahmen, wenn auch zugegeben werden muss, dass gewisse leicht zersetzliche Alkaloide eine noch vorsichtigere Behandlung erheischen.

Die alkaloidhaltigen Drogen werden mit schwach angesäuertem (Weinsäure) Alkohol ausgezogen, die Auszüge unter Wasserzusatz vorsichtig auf dem Wasserbade verdampft; Tinkturen werden ebenfalls verdampft. Die in beiden Fällen erhaltenen Rückstände oder zu untersuchende Extrakte werden im warmen Wasser aufgenommen, die Lösung mit einem Alkali versetzt, um das Alkaloid frei zu machen und das letztere durch Ausschütteln der Mischung mit einer damit nicht mischbaren Flüssigkeit herausgeholt. Als Alkali sind sowohl Aetzalkali, wie auch Carbonat und Ammoniak anwendbar; manche leicht zersetzliche Alkaloide werden aber durch längere Berührung mit Aetzalkali zersetzt, während das Ammoniak den Nachtheil zeigt, dass es in gewisse Ausschüttelungsmittel wie Aether selbst mit übergeht. Man wird deshalb am besten Natriumcarbonat und bei leicht zersetzlichen Alkaloiden, wie Aconitin, Physostigmin, auch nur Natriumbicarbonat zum Freimachen der Alkaloide verwenden dürfen. Es muss jedoch hierzu noch bemerkt werden, dass in manchen Fällen wieder, z. B. bei Untersuchung von Granatrinde durch das Bicarbonat nicht sämmtliche Alkaloide frei gemacht werden können. Als Ausschüttelungsflüssigkeit finden Verwendung am häufigsten Aether, Chloroform, dann Essigäther, Benzin, Benzol, Fuselöl u. s. w. Die Auswahl ist mitunter von der grösseren oder geringeren Lösungsfähigkeit bedingt. Wenn Löslichkeitsverhältnisse dem nicht entgegenstehen, ist Chloroform das angenehmste Ausschüttelungsmittel (obwohl Aether ja viel billiger ist), weil es nicht wie Aether in Wasser in ziemlicher Menge löslich ist und weil die mit dem Alkaloid beladene Chloroformlösung direkt unten aus dem Scheidetrichter abgelassen werden kann.

Das nun in eine leicht flüchtige Flüssigkeit übergeführte Alkaloid wird nach freiwilliger Verdunstung des Lösungsmittels als Rückstand erhalten. Die Verdunstung des Chloroforms darf nicht in der Weise geschehen, dass die Chloroformdämpfe an eine offene Flamme kommen können, weil alsdann die bei der Zersetzung des Chloroforms in der Flamme gebildete Salz-

säure durch Abstumpfung eines Theiles des Alkaloides störend
einwirken kann. Die weitere Behandlung nach den zwei eingangs erwähnten Bestimmungsmethoden ist von hier ab eine
verschiedene.

Behufs Bestimmung der Alkaloide durch Fällung mittelst
Kaliumquecksilberjodid wird der Rückstand, welcher
nach Verdunstung des Ausschüttelungsmittels zurückblieb in
schwach mit Schwefelsäure angesäuertem Wasser aufgenommen
und dann so viel der Kaliumquecksilberjodidlösung zugefügt,
bis kein Niederschlag mehr entsteht. Allgemein kann man
sagen, dass gute Resultate nur dann erzielt werden, wenn
unter bestimmten Bedingungen hinsichtlich des Volumens der
Flüssigkeit, des Säuregrades u. s. w. gearbeitet wird. Es sollte
dieser Weg deshalb hier nur angedeutet und im Uebrigen
auf das Buch von *G. Dragendorff,* chemische Werthbestimmung
starkwirkender Drogen u. s. w.; Petersburg, Verlag von
*H. Schmitzdorff,* verwiesen werden.

Die andere in der Neuzeit namentlich befolgte Methode
besteht darin, die nach dem Verdunsten des Ausschüttelungsmittels zurückgebliebenen Alkaloide behufs Titrirung mit
Säure in einem Ueberschuss von HCl $^1/_{100\,000}$ zu lösen und
den Ueberschuss mit KOH $^1/_{100\,000}$ zurückzutitriren. Die Verwendung so sehr schwacher Normallösungen ist dadurch bedingt, dass die Alkaloide sämmtlich eine sehr hohe Aequi-
valentzahl besitzen. Als Indikator eignet sich sehr gut
Cochenilletinktur

1 ccm HCl $^1/_{100\,000}$ = 0,00533 g Akonitin.
1　　„　　　„　　　„　　= 0,00289 g Atropin.
1　　„　　　„　　　„　　= 0,00127 g Coniin.
1　　„　　　„　　　„　　= 0,00289 g Hyoscyamin.
1　　„　　　„　　　„　　= 0,00334 g Strychnin.
1　　„　　　„　　　„　　= 0,00364 g Strychnosalkaloide(Strychnin+
　　　　　　　　　　　　　　　　Brucin).

Nach den vorstehenden allgemeinen Angaben sollen zwei
ausgearbeitete Verfahren ausführlicher mitgetheilt werden.

*Schweissinger* und *Sarnow* lassen 2 g Extrakt oder den
Rückstand eines anderen entsprechenden Auszuges der betreffenden Droge in 8 ccm Wasser lösen, 2 ccm Ammoniak
0,96 hinzusetzen, das Gemenge mit 40 ccm eines Gemisches

von 15 Theilen Chloroform und 25 Theilen Aether ausschütteln
und nach halbstündigem Absitzen 20 ccm der klaren über
der Extraktlösung lagernden Chloroformätherschicht abheben,
verdunsten, in wenig Alkohol lösen und nach Zusatz von
Cochenilletinktur in derselben Porzellanschale mit HCl $^1/_{100\,000}$
titriren. In den Fällen, wo die Chloroformätherschicht schwerer
als die Extraktlösung ist, arbeitet man besser mit einem
Scheidetrichter.

*Dieterich* verreibt, wenn es sich um die Untersuchung von
Extractum Aconiti, Belladonnae und Hyoscyami handelt, 2 g,
handelt es sich aber um Extractum Strychni, nur 1 g des
Extraktes in 3 ccm Wasser und mischt mit 10 g grobgepulver-
tem Calciumoxyd (aus Marmor). Die krümlige Mischung
wird sofort in einen Extraktionsapparat gefüllt und 1 Stunde
lang mit Aether extrahirt. Der Auszug wird nach Zugabe
einiger Tropfen Wasser auf dem Wasserbade verdunstet, der
Rückstand in der Schale in 1 ccm Alkohol gelöst, 2 ccm
Wasser sowie 3 Tropfen Rosolsäurelösung zugesetzt und in der
Schale mit HCl $^1/_{100\,000}$ (bei Extractum Strychni mit HCl
$^1/_{20\,000}$) titrirt.

## Bestimmung des Stickstoffs nach Kjeldahl.
### (Bestimmung der Eiweisskörper).

Die Methode ist zur Untersuchung von Nahrungsmitteln
ganz besonders geeignet und wird in folgender Weise ausgeführt. Von der zu untersuchenden Substanz wird etwa 1 g
abgewogen und in einen 200 ccm fassenden Rundkolben aus
schwer schmelzbarem Glase mit 10 g koncentrirter Schwefelsäure übergossen, ein Tropfen metallisches Quecksilber hinzu-
gegeben und der Kolbeninhalt nun so lange erhitzt, bis die
Flüssigkeit eine hellgelbe Färbung zeigt. Während des Siedens
muss der schiefgelegte Kolben von Zeit zu Zeit gedreht
werden, damit die im Kolbenhalse kondensirte Schwefelsäure,
die bei dem anfangs eintretenden Schäumen in die Höhe ge-
führten Theilchen der Substanz herunter wäscht. Zeigt die
Flüssigkeit eine hellgelbe Färbung, so unterbricht man das
Erwärmen, verdünnt den Kolbeninhalt nach dem Erkalten vorsichtig mit Wasser und spült alles in einen Destillirkolben;
hierauf setzt man so viel Schwefelnatriumlösung zu, dass das

gesammte Quecksilber als Sulfid gefällt wird; nach weiterem Zusatz eines Ueberschusses von Kali- oder Natronlauge wird der Destillirkolben sofort verschlossen und die Destillation eingeleitet. Durch Aufsetzen von Kugelröhren und dergleichen verhindert man das Ueberspritzen von Lauge, wodurch das Destillat verunreinigt werden würde. Die Flüssigkeit im Kolben stösst beim Sieden stark, man legt deshalb einige Bimssteinstückchen in dieselbe, welche das Stossen auch nicht ganz verhindern aber doch abschwächen. Man fängt 100 ccm Destillat auf und titrirt dieses mit HCl $^1/_{1000}$.

Beim Erhitzen eiweisshaltiger Körper mit koncentrirter Schwefelsäure und metallischem Quecksilber werden die Eiweissstoffe völlig zu Ammoniak verbrannt, welches bei der später folgenden Destillation mit Natronlauge in das Destillat übergeht. Jeder Kubikcentimeter HCl $^1/_{1000}$, welcher zur Neutralisirung des Destillates verbraucht wird, entspricht 0,017 g Ammoniak, oder 0,014 g Stickstoff, oder 0,0875 g Eiweiss.*)

## Direkte Titrirung der Phosphorsäure.

Auf Seite 55 wurde unter *Acidum phosphoricum* gesagt, dass sich die Phosphorsäure durch einfaches Neutralisiren nicht bestimmen lasse; es wurde deshalb eine indirekte Methode beschrieben, nach welcher man die Phosphorsäure durch Zusatz von Baryumchlorid als Baryumphosphat zur Ausscheidung bringt, während dann die aus dem Baryumchlorid freigemachte, der Phosphorsäure äquivalente Menge Salzsäure titrirt wird. Als Grund, warum sich die Phosphorsäure nicht direkt acidimetrisch bestimmen lässt, wurde angegeben, dass die Verbindung $K_2HPO_4$ alkalisch, die Verbindung $KH_2PO_4$ aber noch sauer reagirt, so dass eine Flüssigkeit, in welcher diese beiden Verbindungen vorhanden sind amphoter, d. h. sowohl alkalisch als auch sauer (gegen Lackmuspapier) reagirt.

Die in neuester Zeit im Laboratorium des Verfassers gemachte Beobachtung (Pharmaceut. Centralhalle 1893, 34, 729), dass ein von Carbonat freies Natriumphosphat ($Na_2HPO_4$) wohl gegen Lackmus alkalisch reagirt, Phenolphthaleïn aber nicht röthet, führte zur Ermittelung einer direkten

---

*) Erhalten durch Multipliciren des Stickstoffs mit 6,25.

Titration der Phosphorsäure mittels Normallauge bei Anwendung von Phenolphthaleïn als Indikator. Der Wirkungswerth eines Kubikcentimeters KOH $^1/_{1000}$ bei indirekter Bestimmung der Phosphorsäure (S. 50. 51. 55) beträgt $= 0{,}03266$ g Phosphorsäure; bei direkter Bestimmung beträgt der Wirkungswerth dagegen für 1 ccm KOH $^1/_{1000} = 0{,}049$ g Phosphorsäure, weil bereits, sobald die Verbindung $K_2HPO_4$ gebildet ist, der geringste Ueberschuss Kalilauge eine Rothfärbung der Flüssigkeit bewirkt.

$$2\,KOH + H_3PO_4 = K_2HPO_4 + 2\,H_2O.$$

Das Aequivalent des Kaliumhydroxyds ist $= 56$, das der Phosphorsäure $= 98$.

$$2\,KOH \;:\; H_3PO_4 = 1 \text{ ccm } KOH \,^1/_{1000} \;:\; x.$$
$$2 \times 56 = 112 \quad 98 \quad\quad 0{,}056 \quad\quad 0{,}049.$$

## Druckfläschchen; Stöpselhalter.

Bei der Invertirung von Zucker, Stärke etc. durch Erhitzen mit Säure (so z. B. Seite 127 u. 133) sind mehrfach

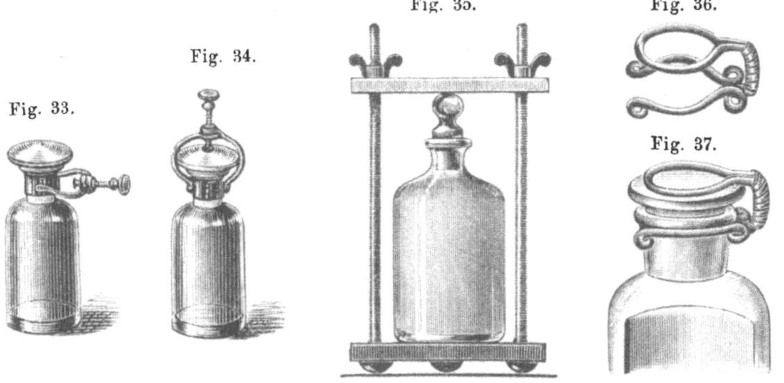



Druckfläschchen erwähnt worden. Auch für die Bestimmung des Eisengehaltes in den Eisenpräparaten des Arzneibuches benützte man diese Vorrichtungen, da nach den Vorschriften desselben die Eisenoxydsalzlösung mit Jodkalium „bei einer 40⁰ nicht übersteigenden Wärme im verschlossenen Gefässe eine halbe Stunde" stehen sollte. Der Nachtrag zum Arznei-buch hat durch Aenderung dieser Vorschriften die Verwendung der Druckfläschchen für den letzteren Zweck überflüssig gemacht, da die Mischung der Eisenoxydsalze mit Jodkalium jetzt „bei gewöhnlicher Wärme im geschlossenen Gefässe eine Stunde lang" stehen soll. Dass die erst angegebene Vorschrift bei *Ammonium chloratum ferratum* (S. 83) nicht ebenfalls durch den Nachtrag abgeändert worden ist, beruht wohl nur auf einem Uebersehen.

Die für Invertirungen erforderlichen Druckfläschchen tragen am Halse einen umlegbaren Bügel, mittels dessen Schraube der Glasstöpsel fest in den Flaschenhals gedrückt werden kann (Fig. 33 u. 34), damit in der Flasche ein erhöhter Druck vorhanden ist, was die Inversion beschleunigt. Zu gleichem Zwecke dient die Vorrichtung von *Reischauer* (Fig. 35), in welche die Flaschen fest eingespannt werden können, wie auch der in Fig. 36 u. 37 abgebildete Stöpselhalter von *Schneider* und *Lübbert*, der von der Seite her über den Glasstöpsel geschoben wird. Ebenso sind Flaschen mit dem sogenannten Patentverschluss, wie er an Bierflaschen bekannt ist, zu demselben Zwecke brauchbar.

Am billigsten und bei Bruch des Gefässes auf jede andere gleichgrosse und gleichgeformte Flasche zu übertragen ist der Stöpselhalter von *Schneider* und *Lübbert*, zu beziehen von *Bach* und *Riedel*, Berlin S., Alexandrinen-Str. 57.

# Sach-Register.